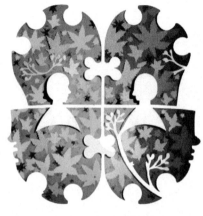

Grow as a family

GEZINSGROEI DOOR PERSOONLIJKE
ONTWIKKELING SAMEN

Dagboek - 9 maanden zwanger
Auteur: Peter Vandorpe

© 2023 GrowAsaFamily

Voor meer info over groeien als individu én gezin, bezoek ons op www.growasafamily.com.

Eerste uitgave: 2023

Uitgegeven door GrowAsaFamily.com

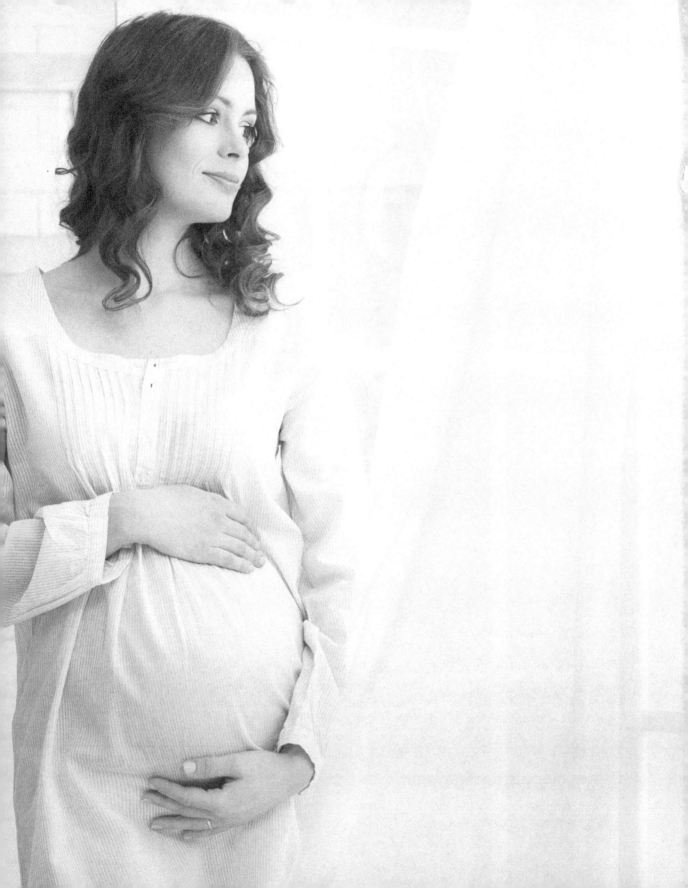

Inhoudstabel

Zwangerschapsdagboek: Omarm de wonderlijke reis

Lieve lezer, in dit boek neem ik je mee op de prachtige zwangerschapsreis. Negen maanden van groei, verandering en pure verwondering. Samen overlopen we elke fase, van die eerste positieve test tot de langverwachte geboorte. Het doel? Je helpen deze unieke tijd ten volle te beleven en ervan te genieten. Want een zwangerschap is zoveel meer dan lichamelijke veranderingen alleen. Het is een diepgaande emotionele en spirituele ervaring. Laten we samen op weg gaan!

DE VREUGDE ÉN DE UITDAGINGEN
Een zwangerschap brengt een scala aan emoties met zich mee. De intense vreugde wanneer je voor het eerst dat hartje hoort kloppen is moeilijk te beschrijven. Tegelijk zijn er de ochtendmisselijkheid, vermoeidheid en andere ongemakken die je soms doen vergeten hoe blij je eigenlijk bent. Het is een rollercoaster van emoties.

Misschien heb je dit al eens meegemaakt of kun je je dit voorstellen: midden in de nacht wakker worden, overmand door angst voor de grote veranderingen. Maar ook de euforie wanneer je de kleine schopjes voelt. Het zijn deze ervaringen die een zwangerschap zo bijzonder maken. En door ze op te schrijven in een dagboek, kunnen we ze ten volle beleven en koesteren.

WAAROM EEN DAGBOEK?
Een zwangerschapsdagboek biedt tal van voordelen. Het geeft je de kans om je gedachten, gevoelens en ervaringen onder woorden te brengen. Dit kan helpen om stress en angst te verminderen, en positieve gevoelens te bevorderen.

Bovendien is het een prachtige, blijvende herinnering aan deze speciale periode in je leven. Het stelt je in staat om later terug te blikken en je zwangerschap opnieuw te beleven. Een kostbaar geschenk voor jezelf én je kind.

JE GIDS EN HERINNERING
Dit dagboek is je gids en steun tijdens deze wonderlijke reis. Het bevat waardevolle informatie en suggesties rond gezonde voeding, oefeningen, en meer. Zo helpen we je de beste beslissingen te nemen, zoals de keuze van een naam, het aankondigen van je zwangerschap en de voorbereidingen voor de geboorte.

Maar bovenal is dit dagboek je persoonlijke herinnering aan deze magische periode. Een schatkist om later te koesteren en met je kind te delen.

DE WEG NAAR DE GEBOORTE

De laatste weken voor de geboorte zijn een rollercoaster van spanning, vreugde en verwachting. Ondanks eventuele obstakels is dit een tijd om te genieten. Want elk ongemak maakt deel uit van het wonderlijke proces dat leidt naar de kostbaarste beloning: je kindje ontmoeten!

TOT SLOT

Lieve lezer, ik wens je een prachtige zwangerschapsreis toe, vol liefde, bewustzijn en verwondering. Geniet van elk moment met je groeiende wonder in je buik. Laat dit dagboek je helpen deze tijd ten volle te beleven en te koesteren. Het wordt een kostbare herinnering voor jou en je kindje.

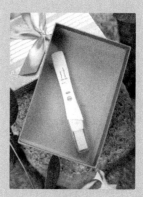

BELANGRIJKE DISCLAIMER

Hoewel dit dagboek tal van waardevolle informatie en adviezen bevat, wil ik benadrukken dat ik geen arts of andere zorgverlener ben. Ik ben niet gekwalificeerd om medisch advies te verstrekken.

Het is daarom van het grootste belang dat je altijd professioneel medisch advies inwint bij je behandelende arts of andere zorgverleners. Zij zijn op de hoogte van jouw specifieke medische geschiedenis en situatie en kunnen gepast advies verstrekken.

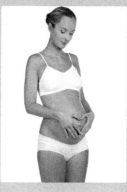

Raadpleeg bijgevolg steeds je arts of zorgverleners alvorens adviezen uit dit dagboek op te volgen. Ik kan geenszins verantwoordelijk gesteld worden voor de gevolgen van eventuele medische beslissingen die de lezer neemt op basis van de informatie in dit dagboek.

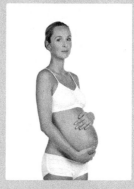

Dit dagboek is louter bedoeld ter informatie en ondersteuning, en kan in geen geval professioneel medisch advies vervangen. Volg bij twijfel of medische problemen steeds het advies van je arts of zorgverleners op. Zij staan garant voor je gezondheid en welzijn tijdens je zwangerschap.

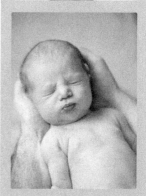

Hoe journaling je helpt verbinden met je aankomende baby

Zwangerschap is een van de meest transformerende ervaringen in het leven van een vrouw. Het is een tijd vol anticipatie, opwinding, veranderingen en, laten we eerlijk zijn, ook vol onzekerheden. Hoe kunnen we al deze emoties en ervaringen vastleggen, verwerken en koesteren? Het antwoord ligt in het eeuwenoude proces van journaling. Het bijhouden van een dagboek tijdens de zwangerschap biedt niet alleen een prachtig aandenken voor later, maar het heeft ook tal van therapeutische en emotionele voordelen.

WAAROM EEN ZWANGERSCHAPSDAGBOEK?

De reis van negen maanden zwangerschap is uniek voor elke vrouw. Elke week brengt nieuwe ontdekkingen, sensaties en emoties met zich mee. Door deze ervaringen op papier te zetten, creëer je een blijvend verslag van je persoonlijke reis naar het moederschap.

- Vastleggen van veranderingen: Het fysieke lichaam ondergaat tijdens de zwangerschap duidelijke veranderingen, maar er zijn ook subtiele emotionele en psychologische verschuivingen. Een dagboek biedt een veilige plek om deze veranderingen te verkennen, te begrijpen en te waarderen.
- Therapeutische voordelen: Schrijven kan therapeutisch werken. Het helpt bij het ordenen van gedachten, het verwerken van gevoelens en het bieden van een uitlaatklep voor zorgen of angsten. Bovendien kan het regelmatig reflecteren op je ervaringen en gevoelens je helpen om een dieper inzicht in jezelf te krijgen en je voor te bereiden op de komst van je nieuwe baby.

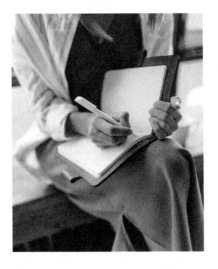

JOUW WEKELIJKSE ZWANGERSCHAPSGIDS EN -DAGBOEK

Voor veel aanstaande moeders kan het avontuur van de zwangerschap zowel opwindend als overweldigend zijn. In deze periode, vol met veranderingen en nieuwe emoties, kan een gestructureerd dagboek een ankerpunt zijn.

- Twee invulpagina's per week: Elke week wordt gemarkeerd met twee speciaal ontworpen pagina's voor journaling. Deze beginnen met een informatief overzicht: hoe groot is je baby deze week? Wat zijn de mijlpalen en belangrijkste veranderingen voor zowel de baby als voor jou als aanstaande moeder? Dit overzicht biedt niet alleen waardevolle kennis, maar ook een startpunt voor je reflecties.

- Diepe reflectie en consistentie: Na het overzicht kun je je gevoelens, gedachten en ervaringen van die week op de volgende pagina's documenteren. Of het nu gaat om fysieke sensaties, dromen of zelfs voedselverlangens. Door deze gestructureerde aanpak blijf je focus behouden en wordt het makkelijker om consistent te schrijven. Naarmate de weken vorderen, wordt dit ritueel een gekoesterd moment van persoonlijke reflectie en verbinding met je groeiende baby.

HET VRIJ SCHRIJVEN

Naast de geleide journaling, is er ook de prachtige kunst van vrij schrijven. Dit is een ongefilterde stroom van bewustzijn, een kans om je diepste gedachten, gevoelens en ervaringen op papier te zetten.

- Schrijf zonder oordeel: Laat jezelf toe om te schrijven zonder jezelf te censureren. Dit is jouw persoonlijke ruimte, vrij van oordelen.
- Laat je gedachten vrijelijk stromen: Maak je geen zorgen over het vinden van de 'juiste' woorden. Laat je gedachten gewoon stromen en zie waar ze je naartoe leiden.
- Focus niet op perfectie: Perfecte grammatica en zinsstructuur zijn niet essentieel hier. Het gaat erom je gedachten en gevoelens te uiten, niet om een literair meesterwerk te creëren.
- Moment van zelfreflectie: Gebruik deze tijd om echt in contact te komen met jezelf. Adem diep in, mediteer indien gewenst, en duik dan in je schrijfproces. Je zult versteld staan van de inzichten die naar voren komen wanneer je jezelf de ruimte en tijd geeft om te reflecteren.

VOORBEELDPROMPTS VOOR VRIJ SCHRIJVEN

Soms weten we diep van binnen wat we willen zeggen, maar hebben we gewoon een klein duwtje nodig om te beginnen. Hier zijn enkele prompts die als springplank kunnen dienen voor je gedachten:

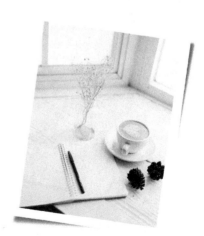

- "De dingen waar ik momenteel het meest dankbaar voor ben, zijn..."
- "Ik kijk het meest uit naar..."
- "Mijn grootste zorgen op dit moment zijn..."
- "Een brief aan mijn toekomstige kind..."
- "De dromen en verwachtingen die ik heb voor mijn kind zijn..."

Laat deze vragen je leiden en zie waar je gedachten en emoties je naartoe brengen.

TIPS VOOR EEN EFFECTIEF ZWANGERSCHAPSDAGBOEK

Het bijhouden van een dagboek tijdens je zwangerschap kan een therapeutische en verrijkende ervaring zijn. Hier zijn enkele tips om het meeste uit je schrijfervaring te halen:

- Kies een rustig moment: Zoek een moment van de dag waarop je ongestoord kunt schrijven.
- Creëer een comfortabele plek: Of het nu een gezellig hoekje in je woonkamer is of een speciale plek in de tuin, zorg voor een plek waar je je op je gemak voelt.
- Wees eerlijk en authentiek: Dit is jouw ruimte voor pure, ongefilterde expressie. Wees eerlijk tegen jezelf.
- Blik terug: Neem af en toe de tijd om terug te kijken op wat je eerder hebt geschreven. Je zult versteld staan van je eigen groei en inzichten.

CONCLUSIE

Het vastleggen van je zwangerschapsreis is een unieke kans om in contact te komen met jezelf, je baby en de transformationele ervaring van het moederschap. Elk gevoel, elke hoop, elke droom die je documenteert, wordt een blijvende herinnering voor de toekomst. Voor alle aanstaande moeders: omarm dit proces, duik diep in je reflecties en geniet van elke stap van deze wonderlijke reis.

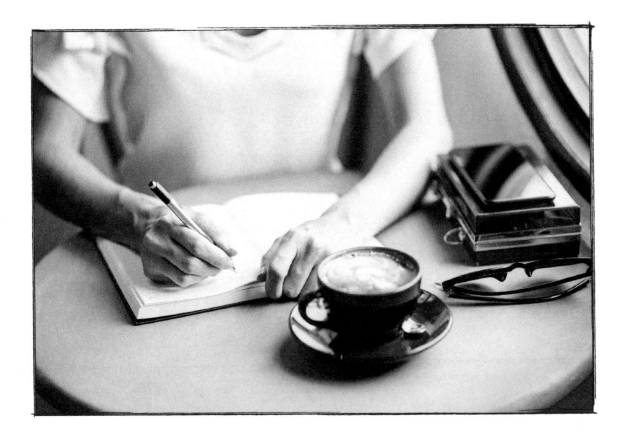

Mijn nota's

Wat zijn jouw gedachten bij het lezen van deze tekst?

Het eerste trimester

Deze periode, cruciaal voor zowel moeder als baby, herbergt enkele van de meest fascinerende ontwikkelingen in het zwangerschapsproces. Hier maak je kennis met de reis die aanstaande moeders en hun baby's in de baarmoeder doormaken. Ontdek hoe je eigen lichaam verandert en hoe het nieuwe leven dat je draagt zich begint te vormen.

WAT IS HET EERSTE TRIMESTER?

Een trimester - klinkt technisch, niet? Laten we het eenvoudig maken. Een zwangerschap is typisch verdeeld in drie delen, elk ongeveer drie maanden lang. Het eerste trimester bestrijkt week één tot en met twaalf.

Maar waarom is het zo belangrijk? Dit is de fase waarin de baby's organen en structuren beginnen te vormen - een proces dat bekend staat als embryogenese. Tegelijkertijd ondergaat het lichaam van de moeder ingrijpende veranderingen ter voorbereiding op de groei van de baby. Dit trimester legt de basis voor de rest van de zwangerschap, vandaar zijn cruciale rol.

ONTWIKKELING VAN DE BABY

Week 1-4

Het begin van een nieuwe levensvorm kan een magisch en complex proces zijn. Het zaadje en het eitje komen samen in een daad van bevruchting om een eencellige entiteit te vormen, bekend als de zygote. Deze zygote begint met een serie celdelingen en vormt zich uiteindelijk om in een klomp cellen. Deze verzameling cellen reist door de eileider om zich in de baarmoeder te nestelen, waarmee het stadium van de innesteling wordt ingeleid.

Week 5-8

De komende weken zijn cruciaal. Van een verzameling cellen transformeert de zygote zich nu in een embryo, en belangrijke organen en lichaamsstructuren beginnen zich te vormen. Het hart begint te kloppen, de hersenen beginnen zich te ontwikkelen, en zelfs rudimentaire ogen en oren beginnen vorm te krijgen. Hoewel de baby nu nog maar een paar centimeter lang is, zijn deze vroege stadia van ontwikkeling van vitaal belang.

Week 9-12

De volgende stappen? De baby krijgt meer menselijke kenmerken. De organen blijven groeien en worden complexer. Er vormen zich vingers en tenen, gezichtskenmerken worden duidelijker, en de baby begint zelfs te bewegen, hoewel de moeder dit nog niet kan voelen. Tegen het einde van de twaalfde week hebben de meeste belangrijke systemen en organen van de baby zich al gevormd, klaar voor verdere groei en verfijning in de komende weken.

VERANDERINGEN BIJ DE MOEDER

Fysieke veranderingen

Naarmate de baby groeit, ervaren moeders ook veranderingen. Gewichtstoename is een van die veranderingen. Ook de borsten worden voller, ter voorbereiding op borstvoeding. Het zijn echter niet alleen deze zichtbare veranderingen. Er vinden ook interne aanpassingen plaats, zoals een toename van de bloedproductie om de baby van voedingsstoffen te voorzien.

Emotionele veranderingen

Zwangerschap veroorzaakt een wervelwind aan hormonen, wat kan leiden tot veranderingen in het emotionele welzijn. Je zou stemmingswisselingen kunnen ervaren, wat normaal is, maar het is belangrijk om ze te herkennen en erover te praten.

Gezondheid en zelfzorg tijdens het eerste trimester

Zelfzorg is cruciaal tijdens deze tijd. Een gebalanceerd dieet helpt zowel moeder als baby gezond te blijven. Het is ook belangrijk om lichamelijk actief te blijven, mits je arts dit goedkeurt. Regelmatige controles zijn eveneens essentieel om de voortgang van de zwangerschap in de gaten te houden.

MIJLPALEN VAN HET EERSTE TRIMESTER

Het eerste trimester zit vol opwindende mijlpalen. Het horen van de eerste hartslag van je baby is een van die bijzondere momenten. Een andere belangrijke mijlpaal is het einde van de belangrijkste orgaanvorming. Het bijwonen van de eerste prenatale afspraak is een andere mijlpaal die vaak wordt gevierd.

CONCLUSIE

Het eerste trimester is een tijd van wonderen, maar ook van verandering. Zorg en ondersteuning voor jezelf en je baby zijn essentieel tijdens deze periode. Aarzel niet om hulp te zoeken bij gezondheidsprofessionals als je onzeker bent, en vergeet niet om gebruik te maken van je ondersteuningsnetwerken. Je bent niet alleen op deze reis. En vergeet niet, elke zwangerschap is uniek, net als elke baby.

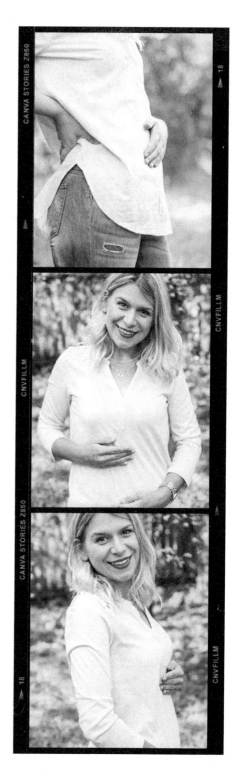

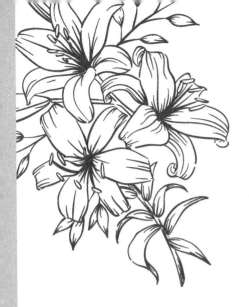

66

Een nieuw avontuur begint. De reis van het worden begint met de kleinste sprankeling van leven.

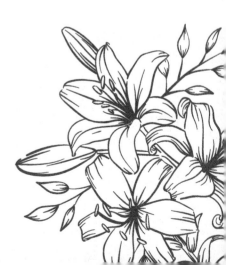

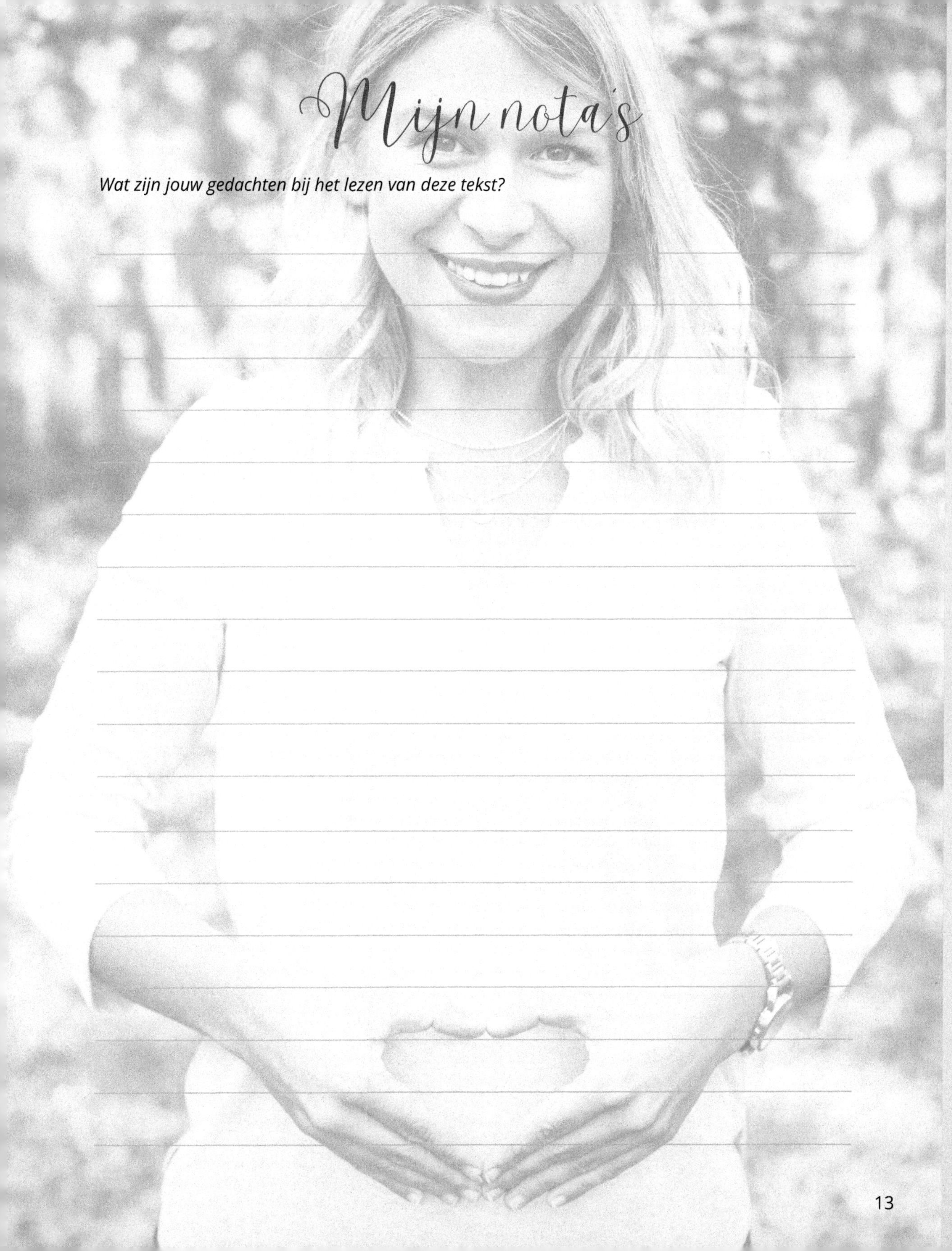

Mijn nota's

Wat zijn jouw gedachten bij het lezen van deze tekst?

_____

_____

_____

_____

_____

_____

_____

_____

_____

_____

_____

_____

_____

_____

_____

_____

Week 1 en 2

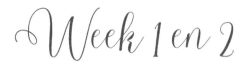

In feite begint de zwangerschapstelling niet bij de conceptie, maar op de eerste dag van je laatste menstruatie. Dit betekent dat in de eerste twee weken, de bevruchting nog niet heeft plaatsgevonden.

Je lichaam bereidt zich voor op de ovulatie. Een vruchtje is er nog niet, maar ook in deze fase is het belangrijk om een gezonde levensstijl aan te nemen. Zwanger worden zal je krachten kosten, dus bereid je alvast voor!

Gevoel

Begin je aan dit dagboek nog voor je zwanger bent, beschrijf dan hoe je je voelt nu je besloten hebt om voor een baby te gaan. Ben je al zwanger, keer dan eens terug. Hoe stond je tegenover een (nieuwe) zwangerschap? Wat als iemand je drie weken geleden had gezegd dat je zwanger zou zijn? Wat zou jouw reactie geweest zijn?

Gezonde levensstijl

Noteer de dingen die je doet om een gezonde omgeving te creëren voor je toekomstige baby. Dit kan onder meer zijn: het eten van gezonde voeding, lichaamsbeweging, het nemen van prenatale vitaminen, etc.

_____

_____

_____

_____

_____

_____

Hoop

Welke veranderingen hoop je te zien in jezelf als je moeder wordt? Hoe denk je dat het ouderschap jou en je relatie zal veranderen?

_____

_____

_____

_____

_____

_____

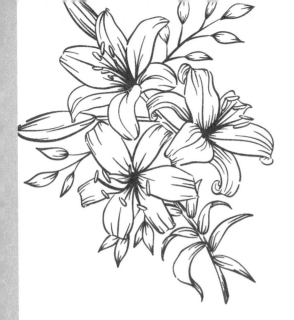

"

Net zoals de zaden ontkiemen in de lente, groeit er nieuw leven in je. Nog zo klein, maar al zo betekenisvol.

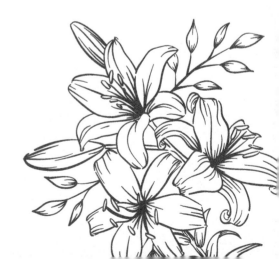

Schrijftip

Leg jezelf geen druk op. Je hoeft niet perfect te schrijven of een bepaalde hoeveelheid te schrijven. Het doel is om je gedachten en gevoelens op papier te zetten.

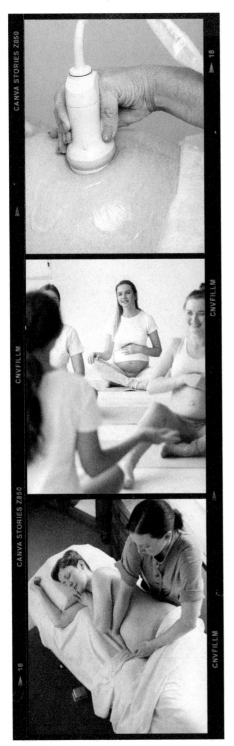

WAAROM DIT AFSPRAKENBLAD?

Tijdens je zwangerschap zul je veel nieuwe ervaringen opdoen, vragen hebben, en belangrijke beslissingen nemen. Daarnaast zullen er talloze afspraken zijn met zorgverleners, zoals verloskundigen en artsen. Het kan allemaal overweldigend zijn! Daarom hebben we dit afsprakenblad gecreëerd om je te helpen alles bij te houden en georganiseerd te blijven.

Hoe werkt het? Voor elk trimester is een afsprakenblad voorzien. Dit blad is onderverdeeld in drie hoofdkolommen:

1. Tijdstip (datum en uur): Noteer hier de datum en het tijdstip van elke afspraak, zodat je alles netjes op een rij hebt.
2. Schrijf bij wie je de afspraak hebt, alsook de locatie. Zo weet je altijd waar je moet zijn.
3. Zeker te vragen:
   - Vraag: Dit is een speciale ruimte voor al je belangrijke vragen. Als er iets in je opkomt dat je wilt bespreken tijdens een aanstaande afspraak, schrijf het dan hier op. Dit zorgt ervoor dat je niets vergeet te vragen.
   - Antwoord: Onder of naast je vraag is er ruimte om het antwoord op te schrijven. Dit helpt je om belangrijke informatie bij de hand te hebben en later terug te kunnen lezen.

TIPS VOOR GEBRUIK

- Wees proactief: Zodra je een afspraak maakt, schrijf deze dan onmiddellijk op in je dagboek. Dit helpt je om niets over het hoofd te zien.
- Reflecteer op je vragen: Neem de tijd om na te denken over wat je echt wilt weten en voel je vrij om alles op te schrijven, hoe klein of groot de vraag ook is.
- Neem het mee: Breng je dagboek mee naar je afspraken. Zo heb je al je vragen bij de hand en kun je de antwoorden direct noteren.

Gebruik dit afsprakenblad als een trouwe metgezel tijdens je zwangerschap, en maak van deze bijzondere tijd een georganiseerde en stressvrije ervaring.

Afspraken 1ste trimester

Datum en uur	Bij	Zeker te vragen
		Vraag: Antwoord:
		Vraag: Antwoord:
		Vraag: Antwoord:
		Vraag: Antwoord:

Afspraken 1ste trimester

Datum en uur	Bij	Zeker te vragen
		Vraag: Antwoord:
		Vraag: Antwoord:
		Vraag: Antwoord:
		Vraag: Antwoord:

Mijn nota's

Wat zijn jouw gedachten bij het lezen van deze tekst?

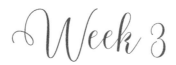

Week 3

Deze week vindt de bevruchting plaats. De eicel en de zaadcel smelten samen om een zygote te vormen, die zich zal gaan delen en groeien tot een embryo.

Nog steeds geen merkbare symptomen van zwangerschap. De bevruchte eicel verplaatst zich naar de baarmoeder en begint zich daar te nestelen.

Hoewel je het misschien nog niet weet, ben je technisch gezien nu zwanger!

Gevoel

Hoe voelde je je deze week? Kleur de bloem met een kleur van je dominante emotie van deze week. Benoem de emoties die je het meest hebt ervaren deze week.

_____   _____

_____   _____

De toekomst

Hoe stel je je leven voor met een baby? Wat zou je graag willen doen of beleven met je kind? Wat zou dat allemaal veranderen?

_____

_____

_____

_____

_____

_____

_____

Aanvullende schrijfprompts

Inspiratie

Zit er je iets dwars? Heb je zorgen? Schrijf het van je af. Dit helpt bij het ordenen van gedachten, biedt een gelegenheid voor objectieve reflectie, maakt mentale ruimte vrij, verlicht stress, biedt inzicht in onderliggende thema's, stimuleert de vorming van een actieplan en bevordert emotionele verwerking.

Overlevingsgids voor ongemakken in het eerste trimester

Heb je last van allerlei ongemakken en grillen? Dat is heel normaal! Vooral in het eerste trimester kampen veel vrouwen met klachten als misselijkheid, vermoeidheid en stemmingswisselingen. Dit is de manier waarop het lichaam zich aanpast aan de zwangerschap. Toch kunnen deze symptomen best vervelend en zelfs hinderlijk zijn in je dagelijks leven. Gelukkig zijn er manieren om ze te verlichten. In deze tekst lees je alles over veelvoorkomende kwaaltjes in het eerste trimester en hoe je ermee om kunt gaan.

ALGEMENE ONGEMAKKEN EN GRILLEN IN HET EERSTE TRIMESTER

Welke ongemakken komen het meest voor in de beginfase van de zwangerschap? We zetten de top 5 op een rij:

- Misselijkheid en overgeven
- Vermoeidheid
- Een opgeblazen gevoel en constipatie
- Gevoelige borsten
- Frequente urinering

Deze symptomen worden voornamelijk veroorzaakt door de hormonale veranderingen in je lichaam na de conceptie. Ze treden dan ook bij de meeste zwangere vrouwen in meerdere of mindere mate op. Soms beginnen de klachten al een week na de bevruchting. Lees hier tips om ze te verlichten.

MISSELIJKHEID EN OVERGEVEN

Misselijkheid, vaak "ochtendmisselijkheid" genoemd, kan op elk moment van de dag toeslaan. Ironisch genoeg weten we niet precies wat de oorzaak ervan is. Sommige experts geloven dat het een reactie is op het hCG-hormoon, dat snel stijgt in het eerste trimester. Anderen denken aan een combinatie van factoren. Wat betreft remedies? Gember helpt velen. Het eten van kleinere, frequente maaltijden kan ook helpen. Bepaalde voedingsmiddelen kunnen triggers zijn, dus let op wat je eet. En vergeet niet: het is altijd goed om met je zorgverlener te praten over ernstige misselijkheid.

Enkele tips:
- Eet kleine maaltijden verspreid over de dag in plaats van grote porties
- Snack regelmatig om je maag gevuld te houden
- Drink gemberthee om je maag te kalmeren
- Vermijd vieze geuren die je misselijk maken
- Eet droge crackers bij het opstaan tegen ochtendmisselijkheid
- Neem rust en slaap extra als je moe bent

VERMOEIDHEID

Tijdens de vroege stadia van de zwangerschap voelen veel vrouwen zich uitgeput. Deze vermoeidheid komt niet zomaar uit de lucht vallen! Het lichaam werkt overuren om een gezellige, veilige omgeving voor de baby te bouwen. Bloedvolume neemt toe, de hartslag versnelt en de stofwisseling schiet omhoog. Tips tegen deze vermoeidheid? Luister naar je lichaam. Rust uit als je moe bent. Eet evenwichtig: ijzerrijke voeding kan helpen bij het bestrijden van vermoeidheid. En een beetje lichaamsbeweging kan wonderen doen. Een korte wandeling kan al helpen om je energieniveau op te krikken.

Tips:
- Neem voldoende rust en slaap, ook overdag
- Overbelast jezelf niet met activiteiten en bezoek
- Eet gezonde maaltijden voor voldoende energie
- Beweeg regelmatig voor meer vitaliteit
- Doe ontspanningsoefeningen zoals yoga
- Vraag hulp aan je partner en omgeving

Accepteer dat je zwangerschapsvermoeidheid normaal is en neem voldoende tijd voor jezelf om bij te tanken.

OPGEBLAZEN GEVOEL EN CONSTIPATIE

Een van de minder besproken, maar alomtegenwoordige aspecten van het eerste trimester? Constipatie. Die hormonen, vooral progesteron, zijn weer de boosdoeners. Ze vertragen de spijsvertering waardoor het lichaam meer vocht uit de ontlasting kan halen. Dit leidt tot harder en droger worden van de ontlasting. Wat te doen? Drink veel water en eet vezelrijke voeding. Fruit, groenten en volkoren producten kunnen helpen. Beweging stimuleert ook de darmen. Dus strek die benen en blijf actief!

Tips:
- Eet vezelrijke voeding zoals volkoren producten, groenten en fruit
- Drink minimaal 1,5 liter water per dag
- Beweeg dagelijks om de darmen te stimuleren
- Doe ontspanningsoefeningen voor de buikspieren
- Neem zo nodig vezelsupplementen of laxeermiddelen, na overleg met je arts

Geef je darmen de tijd en forceer niets. Blijf alert op symptomen van constipatie.

VERHOOGDE BORSTGEVOELIGHEID

De hormonen zijn weer bezig! Ditmaal zorgen ze ervoor dat de melkklieren in de borsten zich voorbereiden op borstvoeding. Dit kan leiden tot gevoelige, zware of zelfs pijnlijke borsten. Velen merken dat hun borsten al vroeg in de zwangerschap groter worden. Wat kan helpen? Investeren in een goede, ondersteunende beha kan het verschil maken. Koel kompressen kunnen ook verlichting bieden bij pijn en gevoeligheid.

Tips:
- Draag een goed ondersteunende en niet knellende beha
- Vermijd sportbeha's die te strak zitten
- Draag losse kleding zonder druk op de borsten
- Leg een koud kompres op gevoelige borsten
- Wees zeer voorzichtig met de borsten bij het aanraken

FREQUENT URINEREN

Verrassing! Hormonen spelen opnieuw een grote rol in de veranderingen die je ervaart. Tijdens de zwangerschap produceert je lichaam meer vloeistoffen, wat leidt tot een verhoogde nieractiviteit en meer frequente toiletbezoeken. Bovendien oefent de groeiende baarmoeder druk uit op de blaas. Wat kun je doen om het ongemak te verminderen? Probeer vooral overdag te drinken en beperk je inname 's avonds voor het slapengaan. Zorg ervoor dat je je blaas volledig leegt bij elk toiletbezoek. Dit kan helpen het aantal tripjes naar het toilet te verminderen.

Tips:
- Beperk de hoeveelheid vloeistof voor het slapengaan
- Ga voor het naar bed gaan altijd nog een keer plassen
- Neem de tijd om je blaas volledig te ledigen
- Draag kleding waarbij je makkelijk naar het toilet kunt
- Ga bij aandrang meteen naar het toilet om ongelukjes te voorkomen

Neem contact op met je huisarts als je last krijgt van pijn of branden bij het plassen. Dit kan wijzen op een blaasontsteking.

CONCLUSIE

De eerste drie maanden van de zwangerschap kunnen een uitdaging zijn. Je lichaam ondergaat talloze veranderingen ter voorbereiding op de komst van je kleintje. Hoewel sommige van deze veranderingen onaangenaam kunnen zijn, zijn ze vaak een teken dat alles volgens plan verloopt. Er zijn tal van remedies en strategieën die je kunt proberen om de ongemakken van het eerste trimester te verlichten. Maar het allerbelangrijkste: aarzel niet om contact op te nemen met je zorgverlener als je je zorgen maakt of als de symptomen bijzonder ernstig zijn. Elke zwangerschap is uniek. Luister naar je lichaam, zorg goed voor jezelf en bereid je voor op het geweldige avontuur dat voor je ligt.

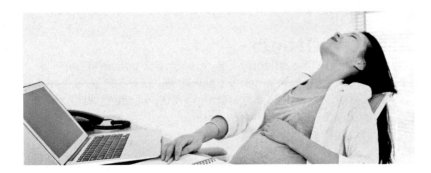

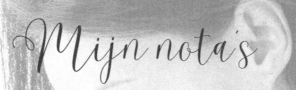

Mijn nota's

Wat zijn jouw gedachten bij het lezen van deze tekst?

Week 4

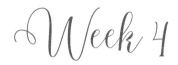

Het embryo is nu een klompje cellen, de blastocyst genaamd. Het begint zich te splitsen in twee delen: de binnenste cellen worden de baby, de buitenste cellen worden de placenta.

Je menstruatie zou nu moeten beginnen, maar omdat je zwanger bent, zal deze niet optreden. Vroege tekenen van zwangerschap kunnen misselijkheid, vermoeidheid en borstgevoeligheid zijn.

Een zwangerschapstest zal nu waarschijnlijk een positief resultaat opleveren.

Gevoel

Hoe voelde je je deze week? Kleur de bloem met een kleur van je dominante emotie van deze week. Benoem de emoties die je het meest hebt ervaren deze week.

_____   _____

_____   _____

Zwangerschapssymptomen

Welke tekenen van zwangerschap heb je ervaren?

☐ Geen   ☐ Andere _____

☐ Misselijk   _____

☐ Vermoeid   _____

☐ Borstgevoeligheid

Noteer specifieke fysieke gewaarwordingen die je misschien hebt gevoeld. Dit kan variëren van lichte krampen tot veranderingen in eetlust.

_____

_____

_____

_____

Aanvullende schrijfprompts

Inspiratie

Neem een moment om in detail te beschrijven hoe je je voelde toen je de positieve zwangerschapstest zag. Was er een initiële schok? Opluchting? Vreugde? Angst? Een mix van emoties? Hoe heeft dit moment je toekomstvisie veranderd?

Als je de ervaring al met iemand hebt gedeeld, hoe reageerden zij op het nieuws? Als je het nog niet gedeeld hebt, hoe stel je je voor dat ze zullen reageren?

Fit & zwanger: Het belang van lichaamsbeweging tijdens de zwangerschap

Zwangerschap, een tijd van vreugde en verwachting, brengt ook enkele uitdagingen met zich mee. Van gewichtstoename tot stemmingswisselingen, van hormonale veranderingen tot lichamelijke ongemakken, het zijn allemaal aspecten van deze prachtige reis. Een cruciaal element dat helpt om deze uitdagingen aan te pakken, is lichamelijke activiteit. Bewegen tijdens de zwangerschap draagt niet alleen bij aan het welzijn van de moeder, maar heeft ook positieve effecten op de baby.

WAAROM BEWEGEN BELANGRIJK IS TIJDENS DE ZWANGERSCHAP

Tijdens de zwangerschap verandert het lichaam aanzienlijk. Gewichtstoename is onvermijdelijk en noodzakelijk voor de gezondheid van de baby. Desalniettemin kan een te grote gewichtstoename leiden tot gezondheidsproblemen zoals zwangerschapsdiabetes en hypertensie. Regelmatig bewegen kan helpen om de gewichtstoename onder controle te houden, wat de gezondheid van moeder en baby ten goede komt.

Zwangerschap kan ook emotionele uitdagingen met zich meebrengen. Hormonale veranderingen kunnen stemmingswisselingen en in sommige gevallen depressie veroorzaken. Onderzoek toont aan dat beweging deze mentale gezondheidsproblemen kan verminderen, waardoor je humeur verbetert en je gevoelens van stress en angst afnemen.

Verder kan lichamelijke activiteit tijdens de zwangerschap de kans op bepaalde complicaties verminderen. Studies tonen aan dat vrouwen die regelmatig bewegen, minder risico lopen op zwangerschapsdiabetes en pre-eclampsie, twee potentieel ernstige aandoeningen.

AANBEVOLEN OEFENINGEN EN ACTIVITEITEN

Er zijn verschillende veilige en effectieve oefeningen die kunnen worden gedaan tijdens de zwangerschap. Lichte cardiovasculaire activiteiten zoals wandelen of zwemmen kunnen bijvoorbeeld helpen om het hart sterk te houden en het gewicht in evenwicht te brengen. Deze oefeningen zijn ook gemakkelijk aan te passen aan je groeiende buik.

Prenatale yoga en Pilates kunnen een geweldige aanvulling zijn op je routine. Deze oefeningen zijn ontworpen om de spieren te versterken, de houding te verbeteren en de flexibiliteit te verhogen, allemaal zeer gunstig tijdens de zwangerschap. Bovendien bevatten deze activiteiten vaak ademhalingsoefeningen die kunnen helpen bij het omgaan met de stress en spanningen van de zwangerschap.

Tot slot kunnen krachttrainingsoefeningen, met name voor de onderste ledematen, nuttig zijn. Ze kunnen bijdragen aan de verbetering van de algehele kracht en uithoudingsvermogen, wat handig is voor de bevalling en het daaropvolgende herstel. Echter, het is belangrijk om te onthouden dat zware gewichten of intensieve training vermeden moeten worden. Je gezondheid en die van je baby komen altijd op de eerste plaats.

OEFENINGEN OM TE VERMIJDEN

Hoewel bewegen tijdens de zwangerschap gunstig is, zijn niet alle oefeningen of sporten aanbevolen. Activiteiten met een hoog risico, zoals contactsporten, paardrijden of skiën, zijn te vermijden. Deze sporten kunnen leiden tot vallen of directe impact op je buik, wat een gevaar kan vormen voor jou en je baby.

Buikspieroefeningen zijn in de eerste stadia van de zwangerschap prima, maar moeten in het tweede en derde trimester vermeden worden. Deze kunnen onnodige druk op de buik uitoefenen en mogelijk oncomfortabel zijn naarmate je buik groter wordt.

Oefeningen met een hoog risico op vallen, zoals fietsen op een ruig terrein of inlineskaten, moeten eveneens worden vermeden. Deze sporten kunnen het evenwicht beïnvloeden, wat kan leiden tot valpartijen en mogelijk schade aan de buik.

PRAKTISCHE TIPS

Voordat je met een nieuwe fitnessroutine start tijdens je zwangerschap, is het belangrijk professioneel advies in te winnen. Raadpleeg je arts of een gekwalificeerde prenatale fitnessprofessional die je kan helpen met het opstellen van een veilige en effectieve workout routine.

Tijdens je workouts is het belangrijk te luisteren naar je lichaam. Zwangerschap is geen tijd om je grenzen te verleggen. Pas je activiteiten aan naarmate je zwangerschap vordert, en voel je vrij om te rusten of een workout over te slaan als je je niet goed voelt.
Zorg ook voor voldoende hydratatie en voeding. Tijdens de zwangerschap zijn je energiebehoeften hoger, dus zorg ervoor dat je voldoende gezonde calorieën en water binnenkrijgt om aan deze verhoogde behoeften te voldoen.

MOGELIJKE ZORGEN EN HOE HIERMEE OM TE GAAN

Het is volkomen normaal om tijdens je zwangerschap bezorgd te zijn over pijn, vermoeidheid en de veiligheid van je baby tijdens het sporten. Als je pijn ervaart tijdens het sporten, stop dan onmiddellijk. Als de pijn aanhoudt, neem dan contact op met je zorgverlener.

Als je last hebt van extreme vermoeidheid, is het belangrijk je workout aan te passen of zelfs over te slaan. Rust is cruciaal tijdens de zwangerschap, dus luister naar je lichaam en geef het de rust die het nodig heeft.

Als je je zorgen maakt over het veroorzaken van schade aan je baby tijdens het sporten, bespreek dit dan met je zorgverlener. In de meeste gevallen is bewegen veilig tijdens de zwangerschap, maar het is altijd belangrijk om de zorgen die je hebt te bespreken en om het advies van je zorgverlener op te volgen.

ACTIEPUNTEN EN VOLGENDE STAPPEN

Het opstellen van een veilig en effectief oefenplan kan ontmoedigend lijken, maar met de juiste aanpak wordt het een haalbare taak. Begin met eenvoudige activiteiten, zoals wandelen of zwemmen, en bouw je uithoudingsvermogen geleidelijk op. Zorg ervoor dat je een verscheidenheid aan oefeningen opneemt voor een evenwichtige workout.

Consistentie is cruciaal. Probeer regelmatig te bewegen, maar houd er rekening mee dat er dagen zullen zijn waarop je minder energie hebt. Het is oké om je routine aan te passen aan je energieniveau. Het belangrijkste is dat je actief blijft, hoe klein de activiteit ook is.

Aarzel niet om de eerste stap te zetten naar het opnemen van beweging in je prenatale routine. Zelfs een korte wandeling kan een groot verschil maken voor je gezondheid en welzijn.

CONCLUSIE

Bewegen tijdens de zwangerschap is niet alleen belangrijk voor je fysieke gezondheid, maar ook voor je emotioneel welzijn. Het kan je helpen je gewicht onder controle te houden, je stemming te verbeteren en complicaties te verminderen. Bovendien maakt het je sterker, wat kan leiden tot een vlottere bevalling en herstel.

Laat je dus motiveren door het besef dat elke stap die je neemt, elke beweging die je maakt, bijdraagt aan een gezondere jij en een gezonde baby. Onthoud dat elke reis begint met een enkele stap. Start vandaag nog met je actieve zwangerschapsreis!

Mijn nota's

Wat zijn jouw gedachten bij het lezen van deze tekst?

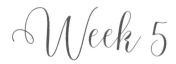

Week 5

Het embryo is nu ongeveer zo groot als een sesamzaadje. Het ontwikkelt drie verschillende lagen die zullen uitgroeien tot verschillende organen en lichaamssystemen.

Je kunt je moe of misselijk voelen. Je merkt misschien ook dat je vaker moet plassen.

Als je niet al een afspraak hebt gemaakt, is het nu een goed moment om contact op te nemen met je zorgverlener.

Gevoel

Hoe voelde je je deze week? Kleur de bloem met een kleur van je dominante emotie van deze week. Benoem de emoties die je het meest hebt ervaren deze week.

_____   _____

_____   (bloem)   _____

Zwangerschapssymptomen

Welke tekenen van zwangerschap heb je ervaren?

☐ Geen   ☐ Andere   _____

☐ Misselijk   _____

☐ Vermoeid   _____

☐ Borstgevoeligheid   _____

Noteer eventuele veranderingen in je eetgewoonten of specifieke cravings die je hebt ervaren.

_____

_____

_____

_____

Aanvullende schrijfprompts

Inspiratie:

- Beschrijf in detail je gevoelens en ervaringen tijdens je eerste prenatale afspraak (indien al gedaan). Wat heeft de zorgverlener gezegd of geadviseerd?
- Hoe heeft je partner (indien van toepassing) gereageerd op de veranderingen deze week? Zijn er specifieke dingen die jullie samen hebben gedaan om de zwangerschap te vieren of te erkennen?"
- Denk eens terug aan jouw kinderdromen en -wensen. Hoe stelde je de zwangerschap voor? Had je dromen over je kinderen? Had je namen in gedachten?

Gezond zwanger: Voedingsadvies voor een gebalanceerde zwangerschap

Elke aanstaande ouder weet dat de zorg voor het lichaam van vitaal belang is. We richten ons op een optimale babyontwikkeling. Hier, in dit artikel, belichten we gezonde, evenwichtige voeding tijdens de zwangerschap, volgens de principes van de actieve voedingsdriehoek. Nog meer gedetailleerde informatie over de actieve voedingsdriehoek kun je vinden op de website van het Vlaams Instituut Gezond Leven:

https://www.gezondleven.be/themas/voeding/voedingsdriehoek

BELANG VAN VOEDING TIJDENS DE ZWANGERSCHAP

Een ongekende reeks veranderingen kenmerkt de zwangerschapsperiode. De juiste voedingsstoffen binnen krijgen is niet enkel essentieel voor je welzijn, maar ook voor je baby's groei en ontwikkeling. Balans in voeding, de sleutel tot een gezonde zwangerschap en een uitstekend begin voor je kind.

DE ACTIEVE VOEDINGSDRIEHOEK: RICHTSNOER VOOR GEZONDE VOEDING

De actieve voedingsdriehoek vormt een betrouwbare gids. Met in zijn ontwerp drie kritische pijlers: een evenwichtige voeding, voldoende diversiteit en matigheid. Zwangere vrouwen kunnen deze principes volgen om een gezond, gevarieerd voedingspatroon te waarborgen.

Het geheim van evenwichtige voeding

Tijdens de zwangerschap heeft je lichaam alle noodzakelijke voedingsstoffen nodig om zowel moeder als baby gezond te houden. Een evenwichtig dieet zorgt voor deze aanvoer. Maar wat houdt dat precies in? Een uitgebalanceerd dieet omvat een mix van verschillende voedselgroepen. Groenten vormen een kleurrijk deel van je bord en leveren vezels, vitaminen en mineralen. Fruit draagt bij met essentiële vitaminen zoals vitamine C. Granen, vooral volkoren varianten, leveren complexe koolhydraten en vezels. Eiwitten uit vlees, vis, eieren of plantaardige bronnen zoals peulvruchten ondersteunen de groei van je baby. Melkproducten en met calcium verrijkte sojaproducten leveren calcium voor sterke botten. Tenslotte leveren vetten, met name onverzadigde vetten, energie en helpen bij de opname van bepaalde vitaminen.

Variatie: De smaak van gezondheid

Variatie in je voeding is van groot belang om ervoor te zorgen dat je alle noodzakelijke voedingsstoffen binnenkrijgt. Door te variëren met voedingsmiddelen, ontdek je niet alleen een veelvoud aan smaken en texturen, maar zorg je ook voor een breder scala aan vitamines, mineralen en andere nuttige voedingsstoffen. Wissel af tussen verschillende soorten groenten en fruit. Kies voor verschillende eiwitbronnen. Probeer de ene dag kip, de andere dag vis en op andere dagen peulvruchten of eieren. Varieer ook in je keuze van granen: denk aan rijst, quinoa, haver, gerst of verschillende soorten brood.

Matigheid: De sleutel tot evenwicht

Een gebalanceerd dieet houdt meer in dan alleen de juiste voedingsmiddelen kiezen. Matigheid speelt hierbij een cruciale rol. Dit principe moedigt je aan om bewust te zijn van de portiegroottes en te voorkomen dat je teveel eet, vooral van voedingsmiddelen die rijk zijn aan suiker, zout of verzadigde vetten. Je kunt bijvoorbeeld kiezen voor water of thee in plaats van suikerrijke dranken, of zoute snacks vervangen door gezondere opties zoals noten of fruit. Overmatige consumptie van bepaalde voedingsmiddelen kan leiden tot gewichtstoename en andere gezondheidsproblemen, dus het is belangrijk om ook tijdens de zwangerschap een gebalanceerd en gematigd voedingspatroon te volgen.

VOEDINGSADVIES VOOR EEN GEZONDE ZWANGERSCHAP

Het bereiken van een voedzaam dieet tijdens de zwangerschap hoeft geen uitdaging te zijn. Hieronder volgen een aantal specifieke aanbevelingen voor het handhaven van een gezond voedingspatroon tijdens deze belangrijke periode.

Drank: Hydratatie als hoogste prioriteit

Hydratatie is cruciaal, drink dus minstens 1,5 liter water per dag. Daarnaast kunnen thee en bouillon ook bijdragen aan de vochtinname. Cafeïnehoudende dranken zoals koffie en bepaalde soorten thee kunnen tot op zekere hoogte worden geconsumeerd, maar houd de consumptie beperkt tot 2 tot 3 porties per dag vanwege mogelijke nadelige effecten op de baby. Vermijd tijdens de zwangerschap helemaal alcohol, omwille van de bewezen schadelijke effecten op de ongeboren baby.

Graanproducten: De kracht van volkoren

Graanproducten, vooral volkoren, zijn essentieel in een gezond dieet. Ze bieden complexe koolhydraten, vezels en diverse vitaminen en mineralen. Volkorenbrood, bruine rijst en volkorenpasta zijn uitstekende keuzes. Aardappelen, boordevol vitamine C en kalium, spelen eveneens een belangrijke rol en zijn een goede bron van energie.

Fruit en groenten: De fundamenten van gezondheid

Probeer dagelijks 2 tot 3 porties fruit en voldoende porties groenten te consumeren. Ze bevatten essentiële vitaminen en mineralen, evenals vezels die helpen tegen constipatie, een veelvoorkomend probleem tijdens de zwangerschap. Zorg voor een mix van verschillende kleuren om een breed scala aan voedingsstoffen binnen te krijgen.

Melkproducten en met calcium verrijkte sojaproducten: Bouwstenen voor botten

Zorg voor een inname van 4 porties calciumrijke voedingsmiddelen per dag. Dit kan melk, yoghurt, kaas of met calcium verrijkte sojaproducten zijn. Calcium is van vitaal belang voor de botontwikkeling van de baby en voor het behoud van de botgezondheid van de moeder.

Eiwitten: Ondersteunen de groei

Eiwitrijke voedingsmiddelen zoals mager vlees, vis, gevogelte, eieren en plantaardige bronnen zoals bonen, linzen, noten en zaden zijn belangrijk voor de groei en ontwikkeling van de baby. Ze leveren ook ijzer, dat essentieel is om bloedarmoede te voorkomen.

Vetten: Kies voor gezonde opties

Hoewel vetten een noodzakelijke component van het dieet zijn, is het belangrijk om de inname van verzadigde vetten te beperken. Kies in plaats daarvan voor gezonde vetten uit olijfolie, avocado's, noten en vette vis zoals zalm. Deze bevatten omega-3 vetzuren, belangrijk voor de ontwikkeling van de hersenen van de baby.

Suikers: Beperking brengt balans

Probeer je inname van toegevoegde suikers te beperken, omdat deze lege calorieën leveren zonder voedingsstoffen. Als je een zoetekauw bent, kunnen zoetstoffen als suikervervanger dienen. Let echter op de inname hiervan en houd het bij matige hoeveelheden.

RISICOZIEKTEN GERELATEERD AAN VOEDING TIJDENS DE ZWANGERSCHAP

Voeding is van vitaal belang tijdens de zwangerschap, maar sommige voedingsgerelateerde ziekten kunnen risico's opleveren voor zowel de moeder als de foetus. Hieronder staan enkele van deze ziekten uitgelegd.

Salmonella: Voorkomen beter dan genezen

Salmonella is een bacterie die voedselvergiftiging kan veroorzaken. Symptomen zijn onder meer koorts, maagkrampen en diarree, die tot uitdroging kunnen leiden. Hoewel salmonellose de baby meestal niet direct schaadt, kan hevige uitdroging problemen veroorzaken. Vermijd daarom voedsel dat mogelijk besmet is, zoals rauwe eieren, zelfgemaakte mayonaise, bepaalde soorten ijs en onvoldoende gekookte schaal- en schelpdieren.

Toxoplasmose: Een verborgen gevaar

Toxoplasmose is een infectie veroorzaakt door de toxoplasma gondii-parasiet. Hoewel de meeste mensen met toxoplasmose weinig tot geen symptomen ervaren, kan de infectie ernstige gevolgen hebben voor zwangere vrouwen. De parasiet kan namelijk naar de baby overgaan en gezondheidsproblemen veroorzaken zoals blindheid en mentale achteruitgang. Voorkom toxoplasmose door geen rauw of onvoldoende gekookt vlees te eten en door groenten, fruit en kruiden grondig te wassen. Kattenbakvulling en tuinaarde kunnen de parasiet ook bevatten, wees dus voorzichtig als je in contact komt met deze stoffen.

Listeriose: Een onzichtbare bedreiging

Listeriose is een ernstige infectie die wordt veroorzaakt door het eten van voedsel dat is besmet met de bacterie Listeria monocytogenes. Hoewel zeldzaam, is het een serieuze ziekte voor zwangere vrouwen, omdat het kan leiden tot miskraam, vroeggeboorte, ernstige ziekte bij de pasgeborene of zelfs tot overlijden van de baby. Listeria komt vooral voor in rauwe vis, ondoorbakken vlees, rauwe melk en kaas op basis van rauwe melk. Het kan ook voorkomen in voedingsmiddelen die in de koelkast worden bewaard, zoals vleeswaren en gerookte vis. Het is dus belangrijk om risicovoedsel te vermijden en om goede voedselhygiëne te handhaven.

Bij al deze voedingsgerelateerde risicoziekten geldt: voorkomen is beter dan genezen. Zorg dus voor goede hygiëne in de keuken, kook voedsel goed door en bewaar het op de juiste manier. Zo zorg je voor een zo veilig mogelijke omgeving voor jezelf en je ongeboren baby.

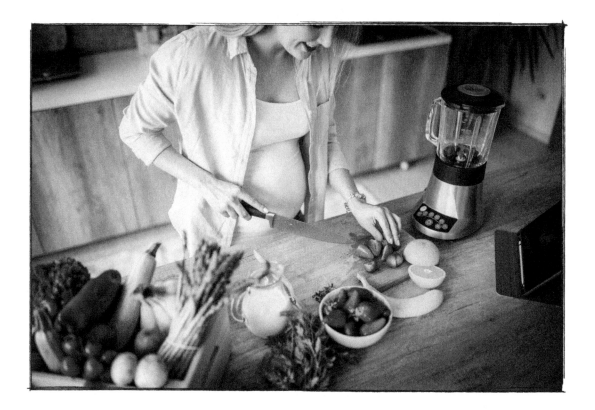

CONCLUSIE

Een gezonde en evenwichtige voeding tijdens de zwangerschap is van cruciaal belang voor jou en je baby. Volg de richtlijnen van de actieve voedingsdriehoek en wees voorzichtig met voedselhygiëne om risicoziekten te vermijden. Gebruik onze voedingstips om eventuele zwangerschapskwaaltjes te verminderen en geniet van deze bijzondere periode in je leven. Elke zwangerschap is uniek, dus raadpleeg altijd je verloskundige of gynaecoloog voor persoonlijk advies en begeleiding.

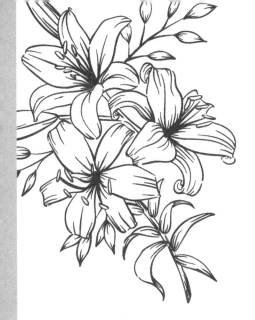

"

De dagen en nachten vermengen zich
met dromen en verwachtingen, terwijl
je wacht op de komst van je kleintje.

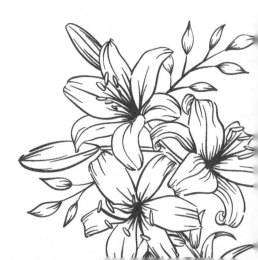

Mijn nota's

Wat zijn jouw gedachten bij het lezen van deze tekst?

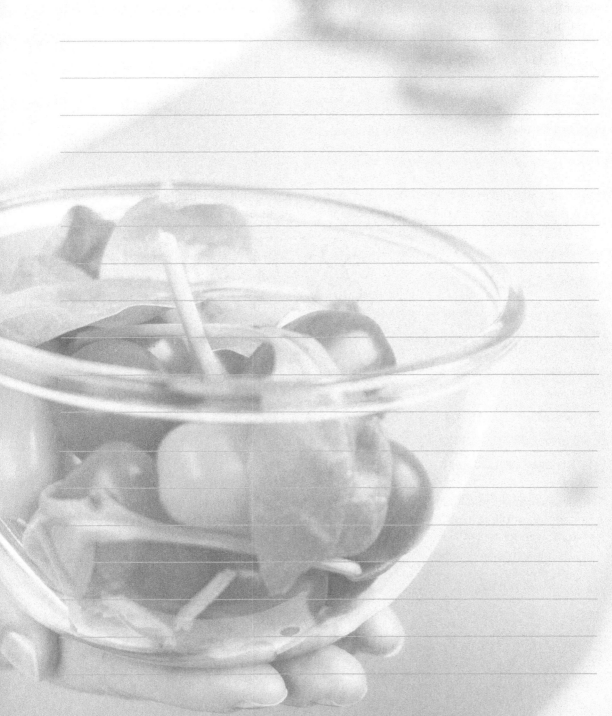

Week 6

Het embryo is nu zo groot als een erwtje. Er beginnen piepkleine uitsteeksels te vormen die uit zullen groeien tot armen en benen.

Misselijkheid en ochtendmisselijkheid kunnen nu optreden. Je borsten kunnen gespannen en gevoelig zijn.

Een eerste prenatale afspraak kan rond deze tijd plaatsvinden. Je zorgverlener kan een echo doen om de zwangerschap te bevestigen.

Gevoel

Hoe voelde je je deze week? Kleur de bloem met een kleur van je dominante emotie van deze week. Benoem de emoties die je het meest hebt ervaren deze week.

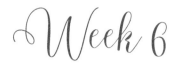

_____   _____

_____   _____

Zwangerschapssymptomen

Welke tekenen van zwangerschap heb je ervaren?

☐ Geen   ☐ Andere   _____

☐ Misselijk   _____

☐ Vermoeid   _____

☐ Borstgevoeligheid   _____

Noteer specifieke maaltijden of snacks die hebben geholpen om de misselijkheid te verminderen of die je juist triggeren. Wat voor soort lichaamsbeweging heb je gedaan? Zelfs een korte wandeling kan al van invloed zijn op hoe je je voelt.

_____

_____

_____

_____

Aanvullende schrijfprompts

Inspiratie:

- *Wat zijn de meest verrassende of onverwachte aspecten van de zwangerschap tot nu toe?*
- *Zijn er bepaalde routines of rituelen die je helpt ontspannen en je verbonden te voelen met je groeiende baby?*
- *Wat zijn je verwachtingen en hoop voor de komende weken? Zijn er specifieke dingen waar je naar uitkijkt of die je nerveus maken?*

Het cruciale belang van mentale gezondheid tijdens de zwangerschap

Zwangerschap is een periode van intense verandering, fysiek en emotioneel. Hierbij vormt mentale gezondheid een cruciale pijler, die vaak over het hoofd wordt gezien. Een sterke mentale gezondheid kan helpen om de vreugdevolle maar ook uitdagende momenten van deze reis beter te navigeren.

HET BELANG VAN MENTALE GEZONDHEID TIJDENS DE ZWANGERSCHAP

Mentale gezondheid is net zo belangrijk als fysieke gezondheid, vooral tijdens de zwangerschap. Je gemoedstoestand kan namelijk je ervaringen beïnvloeden en invloed uitoefenen op de ontwikkeling van je baby. Bovendien kunnen stress, angst en depressie leiden tot complicaties tijdens de zwangerschap en bevalling. Daarom is het van essentieel belang om zowel voor je lichaam als voor je geest te zorgen.

STRATEGIEËN OM MENTALE GEZONDHEID TE ONDERSTEUNEN

Er zijn tal van strategieën die je kunt volgen om je mentale gezondheid tijdens de zwangerschap te ondersteunen. Deze omvatten onder andere mindfulness en meditatie, wat bewezen technieken zijn om stress te verminderen en een gevoel van rust te bevorderen. Regelmatige lichaamsbeweging kan eveneens een positief effect hebben op je stemming en angstniveaus. Het is belangrijk om activiteiten te kiezen die je aangenaam vindt en die passen bij je huidige fysieke toestand.

STRATEGIEËN OM MENTALE GEZONDHEID TE ONDERSTEUNEN

Naast mindfulness en meditatie kan ook het bijhouden van een dagboek een waardevolle tool zijn voor het beheer van mentale gezondheid. Het dagelijks neerpennen van je gedachten, gevoelens en ervaringen kan een therapeutisch effect hebben en je helpen om je emoties beter te begrijpen. Een andere beproefde methode is lichaamsbeweging. Lichte fysieke activiteit, zoals wandelen of zwangerschapsyoga, kan een aanzienlijke impact hebben op je gemoedstoestand en je helpen om beter te slapen.

HET BELANG VAN JOURNALING

Het bijhouden van een dagboek of 'journaling' heeft veel voordelen voor je mentale welzijn. Het helpt je om je gevoelens en gedachten te ordenen en kan bijdragen aan het verminderen van stress. Journaling kan een ruimte bieden voor zelfreflectie, voor het plannen van je dag of voor het opschrijven van dingen waar je dankbaar voor bent. Door je gedachten en gevoelens op papier te zetten, kan je een beter inzicht krijgen in je emoties en beter omgaan met stressvolle situaties.

PRAKTISCHE TIPS VOOR MENTALE GEZONDHEID

Als je moeite hebt met je mentale gezondheid tijdens de zwangerschap, is het belangrijk om hulp te zoeken. Dit kan een professionele hulpverlener zijn, zoals een therapeut of een verloskundige. Daarnaast is het belangrijk om voor jezelf te zorgen. Zorg voor voldoende rust, eet gezond en zorg voor lichaamsbeweging. Het is ook belangrijk om grenzen te stellen. Als je je overweldigd voelt, is het oké om nee te zeggen tegen extra verantwoordelijkheden. Onthoud, jouw welzijn is van cruciaal belang voor zowel jezelf als je baby.

ACTIEPUNTEN EN VOLGENDE STAPPEN

Voor het verbeteren van je mentale gezondheid kan het nuttig zijn om een dagelijkse routine op te stellen. Neem bijvoorbeeld elke ochtend een paar minuten om te mediteren, te schrijven in je dagboek of een korte wandeling te maken. Kleine, haalbare doelen stellen kan je helpen om consistent te blijven. Probeer bijvoorbeeld eerst om slechts vijf minuten per dag te schrijven in je dagboek, en voeg geleidelijk meer tijd toe als het goed aanvoelt.

CONCLUSIE

Mentale gezondheid is een cruciaal aspect van het welzijn van elke zwangere vrouw. Het heeft invloed op je gevoelens, je lichaam en kan zelfs invloed hebben op de gezondheid van je baby. Daarom is het van groot belang om proactief te zijn in het beheer van je mentale welzijn. Of dit nu door middel van journaling, meditatie, lichaamsbeweging of professionele hulp is, neem de tijd om voor jezelf en je mentale gezondheid te zorgen tijdens deze belangrijke periode in je leven.

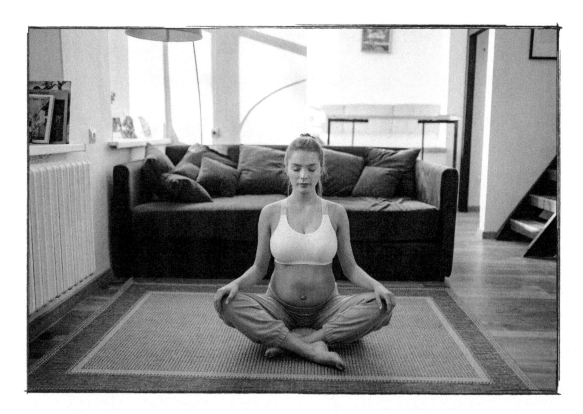

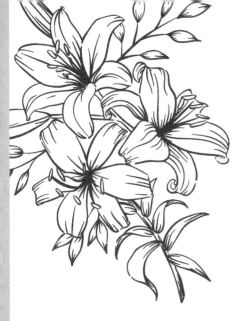

66

Met elke hartslag, elke ademhaling,
groeien jullie samen, verbonden door
de sterkste band.

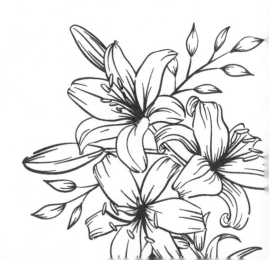

Mijn nota's

Wat zijn jouw gedachten bij het lezen van deze tekst?

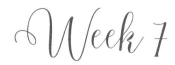

Week 7

Het embryo is nu zo groot als een bosbes. Er vormen zich nu hand- en voetaanzetten. Het hart ontwikkelt zich en begint te kloppen.

Vermoeidheid en misselijkheid kunnen voortduren. Je kunt ook enige gewichtstoename ervaren.

Op een echo kun je misschien een klein knipperend puntje zien - het kloppende hart van de baby.

Gevoel

Hoe voelde je je deze week? Kleur de bloem met een kleur van je dominante emotie van deze week. Benoem de emoties die je het meest hebt ervaren deze week.

Zwangerschapssymptomen

Welke tekenen van zwangerschap heb je ervaren?

☐ Geen   ☐ Andere

☐ Misselijk

☐ Vermoeid

☐ Borstgevoeligheid

Zijn de ongemakken anders dan de vorige weken? Intensiever? Of net wat minder?

Aanvullende schrijfprompts

Inspiratie:

- Beschrijf in detail je gevoelens en ervaringen tijdens je eerste prenatale afspraak (indien al gedaan). Wat heeft de zorgverlener gezegd of geadviseerd?
- Hoe heeft je partner (indien van toepassing) gereageerd op de veranderingen deze week? Zijn er specifieke dingen die jullie samen hebben gedaan om de zwangerschap te vieren of te erkennen?"
- Als je terugdenkt aan je kinderdromen en -wensen, hoe had je je dan voorgesteld dat deze periode van je leven zou zijn? Komt het overeen met de realiteit?

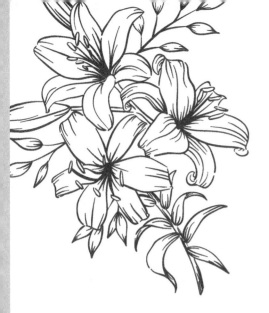

66

In de stilte van je wezen, in het ritme

van je hart, ontvouwt zich een

toekomst vol beloften. Een begin, teer

en sterk, het leven dat zich aan je

openbaart.

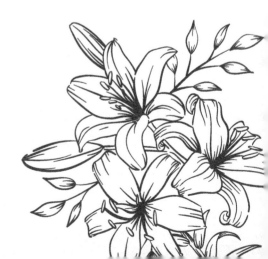

Eerste echo

Tussen de 8ste en 12de week wordt doorgaans een eerste echografie genomen. Daarop kun je al een aantal zaken opmerken:

- **Hartslag:** De hartslag van de baby kan worden gehoord en gezien als een knipperende beweging op het scherm.
- **Grootte van de baby:** De meting van kruin tot stuit (CRL) helpt bij het bepalen van de uitgerekende datum.
- **Ledematen:** Hoewel nog erg klein, kunnen soms de armen en benen worden waargenomen.
- **Aantal baby's:** Vaststellen of er sprake is van een meerling.
- **Placenta en vruchtwater:** De plaatsing van de placenta en de hoeveelheid vruchtwater worden gecontroleerd.

Hier kun je een afdruk van je echografie kleven:

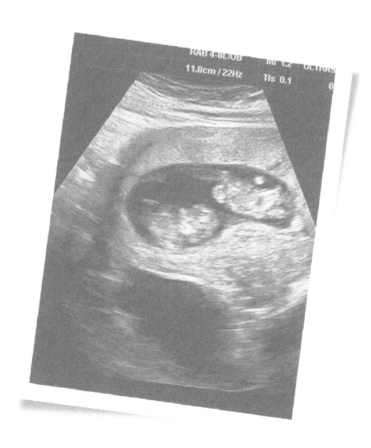

Week 8

De foetus is nu zo groot als een framboos. Het gezicht begint vorm te krijgen en de vingers en tenen beginnen zich te vormen. Het lichaam van de baby is steeds responsiever op aanrakingen, een ontwikkeling die wordt aangedreven door het zich ontwikkelende zenuwstelsel dat nu begint te interageren met de spieren.

Zwangerschapssymptomen zoals misselijkheid, vermoeidheid, en frequenter urineren kunnen aanhouden. Je borsten kunnen groter beginnen te worden.

Gevoel

Hoe voelde je je deze week? Kleur de bloem met een kleur van je dominante emotie van deze week. Benoem de emoties die je het meest hebt ervaren deze week.

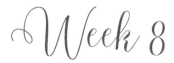

Zwangerschapssymptomen

Welke tekenen van zwangerschap heb je ervaren?

☐ Geen   ☐ Andere

☐ Misselijk

☐ Vermoeid

☐ Borstgevoeligheid

Zijn er specifieke voedingsmiddelen waar je trek in hebt of die je juist vermijdt?

Aanvullende schrijfprompts

Inspiratie:

- Veel vrouwen ervaren levendige dromen tijdens hun zwangerschap. Beschrijf enkele van de dromen die je hebt gehad. Denk je dat ze op de een of andere manier verbonden zijn met je zwangerschap?"
- Hoe reageert je lichaam op de groeiende foetus? Zijn er veranderingen die je verrassen?
- Zijn er specifieke dingen die je doet of rituelen die je volgt om je verbonden te voelen met je baby?
- Als je al kinderen hebt, hoe reageren zij tot nu toe op de zwangerschap? Zijn er speciale momenten die je met hen hebt gedeeld?"

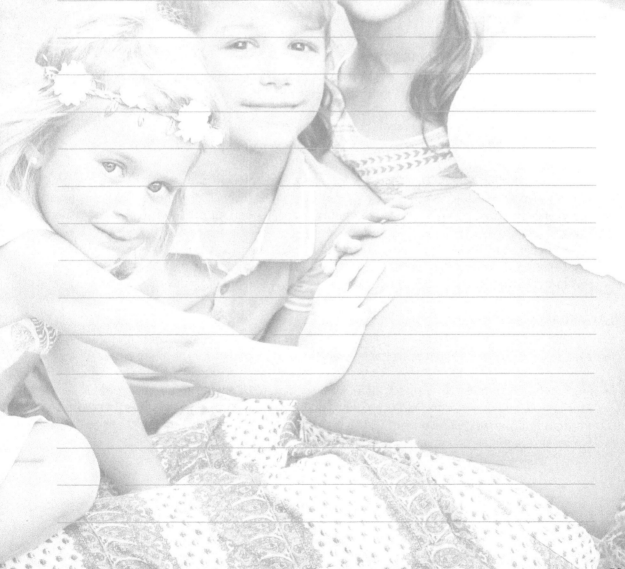

Samen groeien: Tips om je kind te betrekken bij je zwangerschap

Het verwelkomen van een nieuw familielid is ongetwijfeld een van de meest memorabele en emotionele gebeurtenissen in ons leven. Het brengt een mengeling van opwinding, anticipatie en soms ook zorgen met zich mee, vooral als er al kinderen in het gezin zijn. Hoe zullen ze reageren? Zullen ze zich buitengesloten voelen? Het betrekken van de huidige kinderen bij het zwangerschapsproces is cruciaal. Het helpt niet alleen om hun zorgen weg te nemen, maar ook om de overgang naar hun nieuwe rol als grote broer of zus soepeler te maken.

EERLIJK EN OPEN COMMUNICEREN

Een van de meest essentiële stappen in dit proces is open en eerlijke communicatie. Kinderen zijn intuïtief en pikken veranderingen in de gezinsdynamiek op, zelfs voordat de nieuwe baby arriveert.

- Eerlijkheid is essentieel: Het is belangrijk om eerlijk te zijn over wat de komst van een nieuwe baby betekent. Dit helpt om onrealistische verwachtingen of angsten die ze kunnen hebben te verminderen.
- Aanpassen aan hun niveau: De manier waarop je over de nieuwe baby praat, moet aangepast worden aan de leeftijd en het begrip van het kind. Terwijl een tiener wellicht meer gedetailleerde uitleg nodig heeft, zal een peuter baat hebben bij eenvoudigere, meer visuele uitleg.
- Luister actief: Het is niet alleen belangrijk wat je zegt, maar ook hoe je reageert. Neem de tijd om te luisteren naar hun vragen, zorgen of zelfs hun opwinding. Dit helpt hen zich gewaardeerd en begrepen te voelen in deze nieuwe fase van het gezinsleven.

LEES SAMEN BOEKEN

Boeken zijn een fantastische manier om kinderen te introduceren in nieuwe concepten, vooral als het gaat om grote veranderingen zoals het verwelkomen van een nieuw broertje of zusje.

- Boekaanbevelingen: Er zijn tal van kinderboeken die specifiek zijn ontworpen om kinderen voor te bereiden op de komst van een nieuw familielid. Een voorbeeld van een mooi boek is "Ik word grote broer/zus" van Lore De Vilder. Dit kan helpen om de veranderingen die op komst zijn op een begrijpelijke manier uit te leggen.

- Samen lezen: Maak er een routine van om samen tijd door te brengen met lezen. Het biedt niet alleen een kans om het onderwerp van een nieuwe baby te bespreken, maar bevordert ook de band tussen ouder en kind. Bovendien biedt het een veilige ruimte voor je kind om vragen te stellen of eventuele zorgen te uiten.

BETREK ZE BIJ DE VOORBEREIDINGEN

Je kind betrekken bij de voorbereidingen voor de nieuwe baby kan hen helpen om zich meer betrokken en minder buitengesloten te voelen. Het kan ook de opwinding en anticipatie van het verwelkomen van hun nieuwe broertje of zusje vergroten.

- Keuzes maken: Laat je kind een actieve rol spelen in het kiezen van babykleertjes, speelgoed, of zelfs de kleur van de babykamer. Ze zullen trots zijn op hun keuzes en het geeft ze een gevoel van verantwoordelijkheid.
- Een cadeau voor de baby: Overweeg om samen met je kind een speciaal cadeau voor de baby uit te zoeken. Dit kan een knuffeldier, een dekentje of een ander klein geschenk zijn. Het idee hierachter is om een gevoel van kameraadschap en liefde tussen de broers en zussen te bevorderen nog voordat de baby arriveert.

PLAN 'GROTE BROER/ZUS' TIJD

De komst van een nieuwe baby is een spannende tijd voor het hele gezin. Daardoor kan het oudere kind zich soms wat verloren of buitengesloten voelen te midden van alle voorbereidingen en aandacht die naar de baby gaat. Daarom is het essentieel om speciale tijd in te roosteren specifiek voor hen.

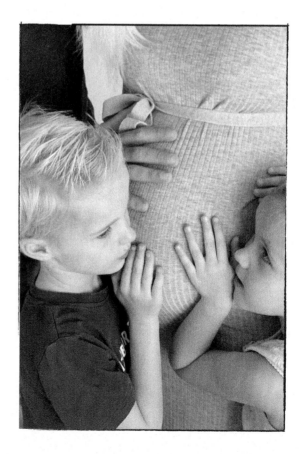

- Speciale tijd: Of het nu gaat om een wekelijkse filmavond, een middagje knutselen of gewoon samen een boek lezen, het is belangrijk om momenten te hebben die exclusief zijn voor het oudere kind. Dit versterkt de band en geeft hen het gevoel speciaal en gewaardeerd te zijn.
- Activiteiten die ze leuk vinden: Vraag je kind naar activiteiten die ze graag samen willen doen. Het kan zo simpel zijn als samen koekjes bakken of een bezoekje brengen aan hun favoriete speeltuin. Door hen inspraak te geven, voelen ze zich gehoord en betrokken.

BABYVERZORGINGSLESSEN

Kinderen zijn vaak nieuwsgierig naar de nieuwe baby en willen graag helpen bij de zorg. Dit is een geweldige manier om hen te betrekken en hen te leren over de verantwoordelijkheden van het hebben van een jonger broertje of zusje.

- Voorbereidende activiteiten: Schaf een babypop aan en laat je kind oefenen met taken zoals het verschonen van luiers, het voeden of simpelweg het vasthouden van de pop. Dit helpt hen te begrijpen wat er nodig is om voor een baby te zorgen en geeft hen een gevoel van verantwoordelijkheid.
- Inrichten van de babykamer: Laat je kind meehelpen bij het inrichten van de babykamer. Of het nu gaat om het kiezen van kleuren, het ophangen van decoraties of het in elkaar zetten van meubels, het betrekken van je kind geeft hen een gevoel van trots en eigendom over de nieuwe kamer.

BESPREEK DE ZIEKENHUISERVARING

De bevalling en het verblijf in het ziekenhuis zijn voor veel kinderen een onbekende en soms angstaanjagende ervaring. Door dit van tevoren te bespreken, kun je mogelijke angsten wegnemen en je kind voorbereiden op wat er gaat gebeuren.

- Uitleg over de bevalling: Leg je kind op een begrijpelijke manier uit waar je zult zijn wanneer de baby komt. Afhankelijk van hun leeftijd en begripsvermogen kun je details geven over de bevalling en hoe lang je in het ziekenhuis zult blijven.
- Ziekenhuisbezoek: Als het mogelijk is, overweeg dan een kort bezoek aan het ziekenhuis vóór de bevalling. Laat je kind de afdeling zien, misschien de kamer waar je zult verblijven en andere belangrijke plekken zoals de wachtkamer. Dit helpt hen om zich meer op hun gemak te voelen wanneer de grote dag aanbreekt.

GEEF VERANTWOORDELIJKHEDEN

Kinderen houden er vaak van om betrokken te worden en verantwoordelijkheid te voelen, vooral als het gaat om hun nieuwe rol als grote broer of zus.

- Kleine taken: Afhankelijk van hun leeftijd kun je je kind kleine taken geven. Dit kan variëren van het pakken van luiers wanneer je ze nodig hebt, tot het helpen sorteren van babykleertjes of het voorzichtig vasthouden van de baby onder toezicht.
- De rol van grote broer/zus: Benadruk hoe belangrijk hun nieuwe rol is. Leg uit dat ze een voorbeeld zullen zijn voor hun jongere broertje of zusje en dat ze een belangrijke hulp zijn voor jou. Dit kan hun zelfvertrouwen versterken en hen helpen zich gewaardeerd en belangrijk te voelen in het gezin.

NA DE GEBOORTE

De geboorte van een nieuwe baby is een monumentaal moment voor het hele gezin. Het is een tijd van vreugde, viering en aanpassing, vooral voor het oudere kind. De eerste kennismaking tussen broers en zussen is een moment om te koesteren. Zorg ervoor dat het een rustige en positieve ervaring is. Laat het oudere kind de baby voorzichtig aanraken en leg uit hoe ze voorzichtig moeten omgaan met de nieuwe baby.

- Geduld is een schone zaak: Het kan voor het oudere kind moeilijk zijn als de meeste aandacht naar de nieuwe baby gaat. Zorg ervoor dat je geduldig bent met hun gevoelens en zorgen, en leg uit dat baby's veel zorg nodig hebben omdat ze zo klein zijn.
- Betrokkenheid bij de zorg: Afhankelijk van hun leeftijd kun je het oudere kind betrekken bij de verzorging van de baby. Dit kan variëren van het helpen tijdens voedingen tot het zingen van slaapliedjes of het zachtjes wiegen van de baby.

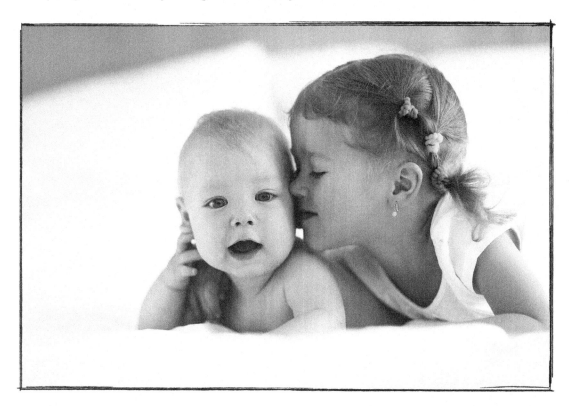

CONCLUSIE

Een groeiend gezin is een prachtig avontuur vol uitdagingen, maar ook vol liefde en vreugde. Het verwelkomen van een nieuw gezinslid is een reis die elk familielid samen beleeft. Voor ouders is het cruciaal om geduldig en begripvol te zijn tijdens deze overgang en te erkennen dat elk kind uniek is in zijn gevoelens en reacties. Met liefde, begrip en communicatie kan elk gezin de komst van een nieuwe baby vieren en samen groeien in hun nieuwe dynamiek.

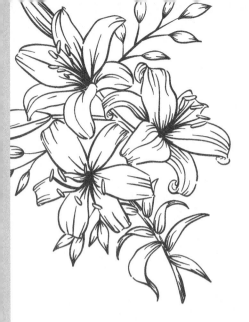

"

Het wonder van leven begint als een gefluister, zo zacht dat het bijna onhoorbaar is, maar zo krachtig dat het een heel universum in beweging zet.

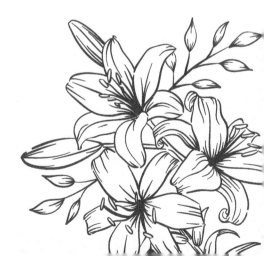

Mijn nota's

Wat zijn jouw gedachten bij het lezen van deze tekst?

Week 9

Je hebt week 9 bereikt, een moment waarop het embryo officieel de titel 'foetus' krijgt. Deze is nu zo groot als een kerstomaat. Het heeft nu alle basale lichaamsdelen, hoewel ze nog niet volledig zijn gevormd. De transformatie is duidelijk; wat ooit een kleine roze massa was, begint nu meer en meer op een klein mensje te lijken. De staart is niet meer, en de lichaamsvorm wordt prominent dankzij de uitstrekking en het opstellen van de romp.

Je kunt je emotioneler voelen dan normaal. Misselijkheid en vermoeidheid kunnen nog steeds aanwezig zijn.

Gevoel

Hoe voelde je je deze week? Kleur de bloem met een kleur van je dominante emotie van deze week. Benoem de emoties die je het meest hebt ervaren deze week.

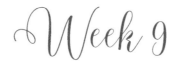

Zwangerschapssymptomen

Welke tekenen van zwangerschap heb je ervaren?

☐ Geen   ☐ Andere _____

☐ Misselijk   _____

☐ Vermoeid   _____

☐ Borstgevoeligheid

Heb je veranderingen in je huid opgemerkt? Veranderingen in eetlust? Merk je veranderingen in je slaapgewoonten of -kwaliteit?

_____

_____

_____

_____

Aanvullende schrijfprompts

Inspiratie:

- Beschrijf een moment deze week waarop je je bijzonder emotioneel voelde. Wat denk je dat de trigger was?
- Denk je dat je partner veranderingen in je opmerkt? Zo ja, welke?
- Als je de baby nu iets kon vertellen, wat zou dat dan zijn?
- Zijn er bepaalde liedjes, boeken of films die je deze week hebben geraakt of die je aan je zwangerschap doen denken?

Week 10

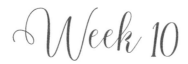

De foetus is nu zo groot als een aardbei. Het begint minder op een tweekleppig weekdier en meer op een mens te lijken. Aan het eind van deze week zal de vorming van het buitenoor zijn afgerond. De ogen van je kleine wonder zijn eveneens in een levendige fase van ontwikkeling.

Je taille kan beginnen te verdikken. Misselijkheid en vermoeidheid kunnen voortduren.

De baby's meest kritieke organen zijn gevormd en beginnen te functioneren.

Gevoel

Hoe voelde je je deze week? Kleur de bloem met een kleur van je dominante emotie van deze week. Benoem de emoties die je het meest hebt ervaren deze week.

_____   _____

_____   _____

Zwangerschapssymptomen

Welke tekenen van zwangerschap heb je ervaren?

☐ Geen   ☐ Andere   _____

☐ Misselijk   _____

☐ Vermoeid   _____

☐ Borstgevoeligheid

Heb je veranderingen in je gewicht opgemerkt? Zijn er specifieke voedingsmiddelen die je lichaam nu lijkt te verlangen of af te wijzen?

_____

_____

_____

_____

Aanvullende schrijfprompts

Inspiratie:

- Hoe voel je je over de fysieke veranderingen in je lichaam?
- Zijn er specifieke rituelen of routines die je hebt aangenomen sinds je ontdekte dat je zwanger was?
- Hoe reageren de mensen om je heen op de veranderingen in je lichaam of gedrag?
- Welke verwachtingen of hoop heb je voor het volgende trimester?

Het geslacht van de baby

Als aanstaande ouder is één van de meest opwindende momenten het ontdekken van het geslacht van je baby. Wil je graag verrast worden? Of kun je juist niet wachten om het te weten? Het geslacht onthullen is altijd bijzonder. In dit deel behandelen we alles wat je moet weten over het geslacht van je kindje.

We bespreken wat het geslacht van je baby bepaalt, de verschillende medische mogelijkheden om het geslacht te achterhalen, de voor- en nadelen van vooraf weten versus een verrassing, en overwegingen rondom het al dan niet delen van dit heuglijke nieuws. Zo helpen we je een geïnformeerde keuze te maken die het best bij jouw wensen past als ouder.

WAT BEPAALT HET GESLACHT VAN JE BABY?

Het geslacht van een baby wordt in feite al bepaald op het moment van conceptie. Dit heeft alles te maken met de genetische informatie in de geslachtscellen van de ouders, oftewel de eicel en zaadcel.

De eicel van de moeder bevat altijd een X-chromosoom. De zaadcel van de vader daarentegen bevat óf een X-chromosoom, óf een Y-chromosoom. Als de zaadcel een X-chromosoom heeft, ontstaat er een embryo met XX-chromosomen - en dit wordt een meisje. Heeft de zaadcel daarentegen een Y-chromosoom, dan krijg je een embryo met XY-chromosomen, wat resulteert in een jongen.

Kortom, het is dus de zaadcel van de vader die uiteindelijk bepaalt of de baby een jongen of meisje wordt. Dit geslacht is dan al vastgelegd op het moment dat de zaadcel en eicel samensmelten. In de weken erna zal het geslacht zich verder ontwikkelen en uiten in de groeiende foetus.

WETENSCHAPPELIJKE METHODEN OM HET GESLACHT VAN DE BABY TE BEPALEN

Tegenwoordig zijn er verschillende medische mogelijkheden om al tijdens de zwangerschap het geslacht van de baby te bepalen. Hier een overzicht van de belangrijkste opties:

Echografie

Met een echografie kan vanaf ongeveer 14 weken zwangerschap gekeken worden naar de geslachtsorganen van de foetus. Een ervaren verloskundige of arts kan op basis hiervan vrij betrouwbaar het geslacht bepalen. Let wel dat er altijd een kleine kans op een foutieve interpretatie bestaat.

Bloedonderzoek

Via een bloedonderzoek van de moeder kan vanaf 9 weken zwangerschap het DNA van de foetus worden geanalyseerd. Hieruit valt af te leiden of het kindje een XX- of XY-chromosoom heeft, en dus een meisje of jongen is. Deze niet-invasieve prenatale test (NIPT) is zeer nauwkeurig.

Prenatale screening

Bij uitgebreidere prenatale screeningen zoals de combinatietest of NIPT kan het geslacht ook als 'bijvangst' worden meegenomen. Dit is een betrouwbare manier om voor de geboorte te weten of het een jongen of meisje wordt.

Kortom, met de huidige medische mogelijkheden is het geslacht van je baby al vroeg in de zwangerschap te achterhalen. Het is aan jou als ouder om te beslissen of je hier gebruik van wilt maken, of liever tot de geboorte wilt wachten.

HET GESLACHT VAN JE BABY WETEN VS. NIET WETEN

Of je er nu voor kiest het geslacht van je baby vooraf te weten te komen, of liever tot de geboorte in spanning wilt blijven, beide hebben hun charmes. Wat past het beste bij jou?

Vooraf weten

- Helpt bij de naamkeuze en voorbereidingen
- Biedt meer tijd om te 'wennen' aan een jongen/meisje
- Mogelijkheid tot gender-specifieke spullen kopen
- Voldoening van nieuwsgierigheid stillen

In spanning wachten

- Unieke ervaring om pas bij de geboorte te ontdekken
- Iets om naar uit te kijken tijdens de zwangerschap
- Minder kans op teveel stereotypering vooraf
- Leuke verrassing om met anderen te delen

Kies je er als ouder bewust voor om het geslacht pas bij de geboorte te ontdekken? Dat heeft zeker ook zijn charmes! De zwangerschap krijgt iets mysterieus als je niet weet wat het wordt. Ook geeft het ruimte voor verbeelding en dromen over zowel een zoon als dochter. Bij de geboorte is de onthulling dan extra bijzonder.

Veel ouders die kozen voor de verrassing, geven aan dat ze hier geen moment spijt van hebben gehad. De intensiteit van het geslacht pas ontdekken bij de geboorte maakte dit tot een uniek en te koesteren moment.

Uiteindelijk is er geen juiste keuze. Ga af op wat jij en je partner het prettigst vinden. Het belangrijkste is dat jullie samen op één lijn zitten en open communiceren over jullie voorkeuren.

BEKEND MAKEN OF NIET BEKEND MAKEN?

Stel, je hebt via echo of bloedtest het geslacht van je baby ontdekt. Een spannende onthulling! Maar hoe beslis je nu of je dit nieuws met anderen wilt delen?

Redenen om het wel bekend te maken

- Delen van je geluk met naasten
- Praktisch voor anderen die een cadeau willen kopen
- Mensen laten meeleven in dit bijzondere moment

Redenen om het (nog) niet bekend te maken

- Genieten van het 'geheim' met z'n tweeën
- Voorkomen van te veel stereotypering en verwachtingen
- Leuk om mensen te verrassen

Uiteraard staat het je vrij om te kiezen wat jij prettig vindt. Hou vooral ook rekening met de behoeften van je partner. En wees je bewust van de sociale druk die kan ontstaan vanuit familie en vrienden. Jij beslist als ouder!

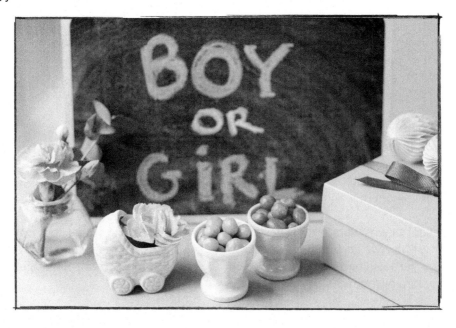

CONCLUSIE

Hoe en wanneer je het geslacht van je baby ontdekt, is een persoonlijke keuze waar geen goed of fout aan is. Of je nu graag op voorhand informatie hebt, of de spanning tot het eind wil koesteren, beide zijn mooi.

Belangrijk is vooral dat jij en je partner op één lijn zitten, en een keuze maken waar jullie je allebei prettig bij voelen. Laat je daarbij niet te veel beïnvloeden door de mening van anderen. Uiteindelijk gaat het om jullie geluk als aanstaande ouders!

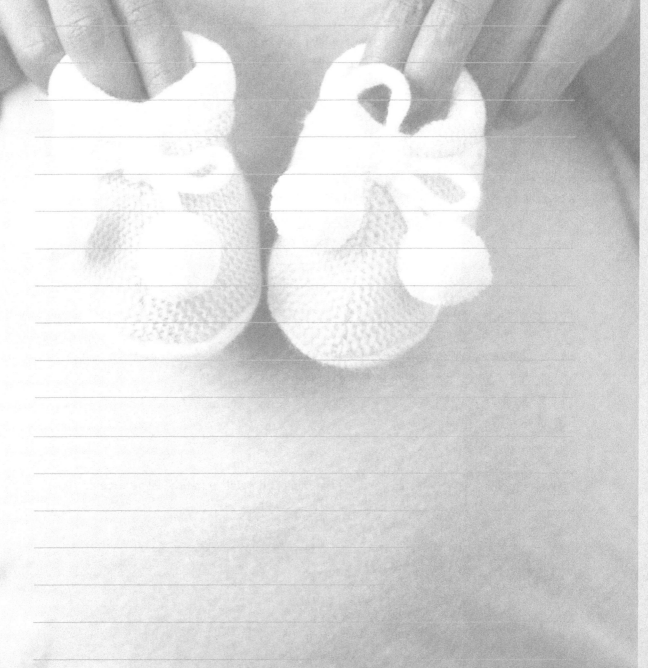

Mijn nota's

Wat zijn jouw gedachten bij het lezen van deze tekst?

Week 11

De foetus is nu zo groot als een spruitje. Het gezicht ziet er steeds meer als een mens uit en het lichaam wordt elke dag sterker. Het hartje van je kleine schat heeft al enkele weken volop geklopt. Echter, het is pas nu dat je arts of verloskundige dit snelle ritme mogelijk kan waarnemen met behulp van een Doppler. Met een snelheid die twee keer zo vlug is als die van jou, varieert de hartslag van de foetus tussen de 120 en 140 slagen per minuut.

Je kunt beginnen te merken dat je vaker moet plassen. Vermoeidheid en misselijkheid kunnen nog steeds aanwezig zijn.

Gevoel

Hoe voelde je je deze week? Kleur de bloem met een kleur van je dominante emotie van deze week. Benoem de emoties die je het meest hebt ervaren deze week.

Zwangerschapssymptomen

Welke tekenen van zwangerschap heb je ervaren?

- ☐ Geen
- ☐ Misselijk
- ☐ Vermoeid
- ☐ Borstgevoeligheid
- ☐ Andere _____

Op welke momenten van de dag voel je je het meest energiek of het meest vermoeid?

_____

_____

_____

_____

Aanvullende schrijfprompts

Inspiratie:

- Wat zijn enkele van de oude wijsheden of adviezen over zwangerschap die je van familie of vrienden hebt gehoord?
- Hoe bereid je je voor op de komende veranderingen in je lichaam en leven?
- Hoe verschilt deze week van vorige weken in termen van hoe je je fysiek en emotioneel voelt?

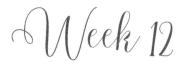

Week 12

De foetus is nu zo groot als een pruim. Het gezicht heeft nu een menselijk profiel en de vingers en tenen zijn volledig gevormd. Deze week nemen de vingernagels hun intrede, groeiend uit hun respectievelijke nagelbedden.

Je kunt merken dat je meer energie hebt en minder misselijk bent dan in de vroege weken. Je kunt merken dat je broeken strakker zitten.

Dit markeert het einde van het eerste trimester! Sommige vrouwen kiezen ervoor om hun zwangerschap na deze week openbaar te maken.

Gevoel

Hoe voelde je je deze week? Kleur de bloem met een kleur van je dominante emotie van deze week. Benoem de emoties die je het meest hebt ervaren deze week.

Zwangerschapssymptomen

Welke tekenen van zwangerschap heb je ervaren?

☐ Geen   ☐ Andere
☐ Misselijk
☐ Vermoeid
☐ Borstgevoeligheid

Als je hebt besloten het nieuws van je zwangerschap te delen, hoe heb je dit gedaan? Hoe reageerden mensen?

Aanvullende schrijfprompts

Inspiratie:

- Wat hoop je dat je kind erft van jou en je partner, zowel fysiek als karakteristiek?
- Als je terugkijkt op de eerste drie maanden, welke momenten springen er dan uit als de meest gedenkwaardige of uitdagende?
- Zijn er specifieke zwangerschapsrituelen of tradities in je cultuur of familie die je overweegt te volgen?
- Hoe heeft de zwangerschap tot nu toe je gevoel van verbondenheid met je partner, familie of vrienden beïnvloed?

Afspraken 2de trimester

Datum en uur	Bij	Zeker te vragen
		Vraag: Antwoord:
		Vraag: Antwoord:
		Vraag: Antwoord:
		Vraag: Antwoord:

Afspraken 2de trimester

Datum en uur	Bij	Zeker te vragen
		Vraag: Antwoord:
		Vraag: Antwoord:
		Vraag: Antwoord:
		Vraag: Antwoord:

Het tweede trimester

Bereid je voor op een reis door het tweede trimester, een fase vol opwinding, groei en veel beweging! Terwijl de eerste angsten van de vroege zwangerschap verminderen, verwelkomt het tweede trimester zowel de moeder als de baby in een periode van relatieve rust en constante vooruitgang. Deze fase vormt een brug tussen de embryonale ontwikkeling en de voorbereiding op de geboorte. Laten we het pad van transformatie ontrafelen dat de moeder en haar baby doorlopen tijdens deze bijzondere maanden.

WAT IS HET TWEEDE TRIMESTER?

Het tweede trimester beslaat week 13 tot en met week 27 van de zwangerschap. Als je je afvraagt waarom deze fase zo cruciaal is, kijk dan naar de ontwikkeling van de baby. Orgaansystemen die in het eerste trimester zijn gevormd, ontwikkelen zich nu verder. De baby begint bewegingen te maken die de moeder kan voelen, een mijlpaal die vaak de band tussen moeder en kind versterkt. Tegelijkertijd kan de moeder verlichting ervaren van enkele van de vroegste zwangerschapssymptomen, terwijl haar lichaam zich blijft aanpassen aan haar groeiende baby. Dit trimester zit vol subtiele veranderingen en opwindende mijlpalen.

ONTWIKKELING VAN DE BABY

Week 13-16

Het is week dertien en onze kleine held begint al grote stappen te maken! Nu beginnen de unieke vingerafdrukken van je baby zich te vormen, een handtekening die ze hun hele leven zullen dragen. Het piepkleine lichaam van de baby zet de enorme taak voort om botweefsel te vormen ter vervanging van het kraakbeen. Ook worden de stembanden ontwikkeld, hoewel er nog wat tijd zal verstrijken voordat je de eerste geluiden van je baby kunt horen.

Week 17-20

Tijdens deze weken begint je baby steeds meer menselijke trekjes te vertonen. De kleine oortjes zijn nu voldoende ontwikkeld om geluid te detecteren, wat betekent dat je baby kan beginnen te reageren op het geluid van je stem. Haargroei is een ander kenmerk van deze periode: je baby is bedekt met een fijne laag haar, bekend als lanugo, dat helpt om hun lichaamstemperatuur te reguleren.

Week 21-24

Nu begint het wonder van het leven echt op te bloeien. Het ademhalingssysteem van de baby ontwikkelt zich. De baby oefent het ademhalen door vruchtwater in en uit hun longen te duwen. Tegelijkertijd blijft de baby aankomen, zich voedend met de voedingsstoffen die jij hen levert.

Week 25-27

Naarmate we dichter bij het einde van het tweede trimester komen, gaat de hersenontwikkeling van je baby snel vooruit. Ze kunnen nu reageren op externe prikkels, zoals licht en geluid. Bovendien beginnen de baby's oogleden, die tot nu toe waren gesloten, zich te openen en te sluiten. Klaar voor de wereld, zou je kunnen zeggen!

VERANDERINGEN BIJ DE MOEDER

Fysieke veranderingen

De weken van het tweede trimester brengen merkbare veranderingen met zich mee. Dat groeiende buikje wordt steeds prominenter, een teken dat je baby zich op het tempo van het leven vestigt. Pigmentatie verandert ook, met het verschijnen van het zogenaamde "zwangerschapsmasker" op het gezicht en de lijn van het leven op de buik.

Emotionele veranderingen

Naast het fysieke vindt er een emotionele evolutie plaats. Er kunnen gevoelens van opwinding, angst en zelfs overweldiging ontstaan als de realiteit van de aanstaande moederschap begint te landen. Deze zijn volkomen normaal en maken deel uit van de reis.

Gezondheid en zelfzorg tijdens het tweede trimester

Tijdens deze periode verdient gezonde voeding prioriteit. De baby heeft veel voedingsstoffen nodig om te groeien, en je lichaam heeft brandstof nodig om dit proces te ondersteunen. Regelmatige, milde lichaamsbeweging kan ook een positief effect hebben, zowel fysiek als emotioneel.

MIJLPALEN VAN HET TWEEDE TRIMESTER

Enkele belangrijke momenten om op te merken zijn de eerste bewegingen van de baby die je kunt voelen, vaak aangeduid als "fluttering". Je begint mogelijk ook de fameuze "zwangerschapsgloed" te ervaren, terwijl je groeiende buik nu duidelijk zichtbaar wordt voor anderen.

CONCLUSIE

Het tweede trimester is een tijd van groei, verandering en voorbereiding. Zelfzorg blijft cruciaal terwijl we ons voorbereiden op de laatste fase van de zwangerschap. Maar het is ook een tijd om te genieten van de vreugde en de wonderen die deze unieke periode met zich meebrengt. Geniet van elk moment!

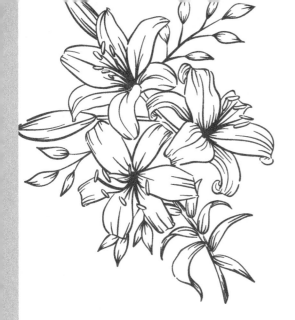

"

*Je buik wordt ronder, je glimlach
breder. De wereld begint het wonder te
zien dat je in je draagt.*

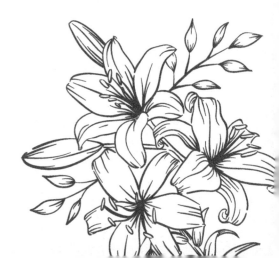

Wat zijn jouw gedachten bij het lezen van deze tekst?

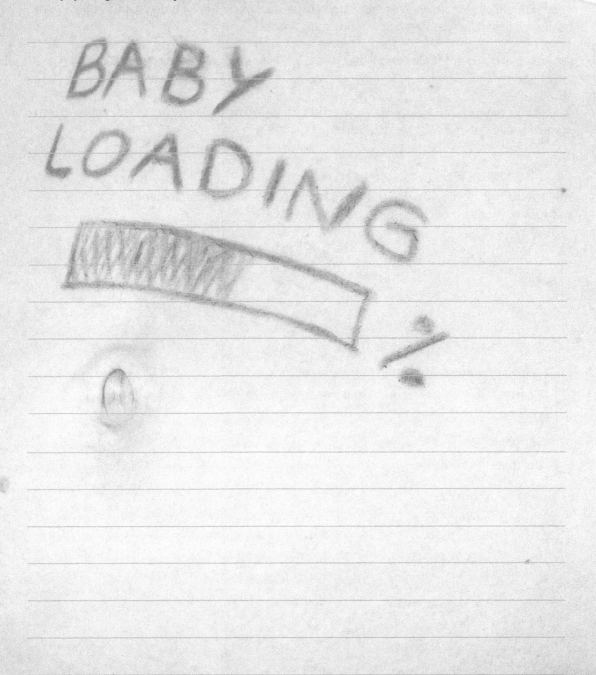

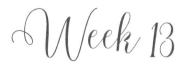

Week 13

Je bent nu officieel in het tweede trimester! De meeste miskramen vinden plaats in het eerste trimester, dus dit kan een geruststellende mijlpaal zijn.

De foetus is nu zo groot als een perzik, is zo'n 7-10 cm lang en weegt nog geen 30 gram. Het gezicht krijgt meer definitie en de vingers hebben nu unieke vingerafdrukken.

Je voelt je mogelijk energieker en de ochtendmisselijkheid zou nu moeten verminderen. Mogelijk begint er een zwangerschapsbuikje te vormen.

Gevoel

Hoe voelde je je deze week? Kleur de bloem met een kleur van je dominante emotie van deze week. Benoem de emoties die je het meest hebt ervaren deze week.

_____   _____

Zwangerschapssymptomen

Welke tekenen van zwangerschap heb je ervaren?

☐ Geen   ☐ Andere

☐ Misselijk

☐ Vermoeid

☐ Borstgevoeligheid

_____

_____

Begin je veranderingen in je huid te merken, zoals een zwangerschapsgloed of zelfs acne?

_____

_____

_____

_____

Aanvullende schrijfprompts

Inspiratie:

- Hoe voelt het om het eerste trimester achter je te laten en een nieuw hoofdstuk van je zwangerschap te beginnen? Wat zijn enkele dingen waar je naar uitkijkt in dit tweede trimester?
- Zijn er nieuwe symptomen of veranderingen in je lichaam die je hebt opgemerkt?
- Als je de baby's bewegingen begint te voelen, beschrijf dan die sensatie en je reactie erop.
- Welke voorbereidingen of plannen heb je voor de komende weken in gedachten?

Overlevingsgids voor ongemakken in het 2de trimester

Het tweede trimester van de zwangerschap, vaak het "gouden trimester" genoemd, is voor veel vrouwen een tijd van hernieuwde energie en een welkome afname van veel van de ongemakken van het eerste trimester. Terwijl de misselijkheid en vermoeidheid vaak afnemen, maakt het lichaam zich op voor een periode van snelle groei en verandering. Ondanks het gevoel van hernieuwd welzijn, kunnen er enkele ongemakken optreden. In dit artikel duiken we in enkele van deze uitdagingen en bieden we remedies om ze aan te pakken.

RONDVORMIGE BANDPIJN
Wanneer je voor het eerst rondvormige bandpijn ervaart, kan het schokkend zijn. Deze scherpe, stekende of krampende pijn wordt gevoeld aan de zijkanten van je buik. De oorzaak? De ligamenten die je baarmoeder ondersteunen, rekken en verdikken zich om plaats te bieden aan je groeiende baarmoeder. Hoewel het een normaal onderdeel is van de zwangerschap, kan het ongemakkelijk zijn.

Tips:
- Rust: Als je pijn ervaart, ga dan liggen aan de kant die het minst pijn doet. Dit kan de spanning op het ligament verminderen.
- Warme kompressen: Het plaatsen van een warm kompres of verwarmingskussen op een lage stand kan helpen de pijn te verlichten.
- Lichte strekoefeningen: Bepaalde oefeningen, zoals buigen en strekken van de heupen, kunnen de spanning op de ligamenten verminderen.

RUGPIJN
Naarmate je baby groeit, kan je houding veranderen en kan er extra druk op je ruggengraat komen te staan. Dit kan leiden tot een van de meest voorkomende klachten tijdens de zwangerschap: rugpijn. Het extra gewicht en de verschuiving van je zwaartepunt kunnen je onderrug belasten, wat leidt tot een zeurend ongemak of zelfs scherpe steken.

Tips:
- Goede houding: Let op je houding, vooral als je zit. Gebruik een voetenbankje om je voeten op te leggen en vermijd het kruisen van je benen.
- Ondersteunende schoenen: Vermijd hoge hakken. Kies in plaats daarvan voor comfortabele, ondersteunende schoenen.
- Warme kompressen: Warmte kan helpen gespannen spieren te ontspannen. Een warm bad of een warmtekussen kan verlichting bieden.
- Zwangerschapsmassage: Overweeg een massage door een therapeut die is opgeleid in zwangerschapsmassages. Dit kan spanning verlichten en ontspanning bevorderen.

- Blijf actief met lichte oefeningen om de rugspieren te versterken, zoals zwemmen en yoga.
- Gebruik kussens om je rug te ondersteunen bij het zitten en slapen.
- Wissel af tussen liggen, zitten en staan om de druk te verdelen.

Neem bij hevige pijn contact op met een fysiotherapeut voor specifieke oefeningen of een arts voor pijnmedicatie. Een zwangerschapsgordel kan ook verlichting bieden.

SPIJSVERTERINGSPROBLEMEN

Het tweede trimester kan ook spijsverteringsproblemen met zich meebrengen. Maagzuur en indigestie zijn veel voorkomende klachten, vaak veroorzaakt door de groeiende baarmoeder die druk uitoefent op de maag.

Tips:
- Kleinere, frequente maaltijden: Door vaker kleinere hoeveelheden te eten, kan je voorkomen dat je maag te vol raakt, wat maagzuur kan veroorzaken.
- Vermijd bepaald voedsel: Pikant, vetrijk en gefrituurd voedsel kan maagzuur verergeren. Kies in plaats daarvan voor mildere voedingsmiddelen.
- Antacida (zuurremmers): Overleg met je arts welke antacida veilig zijn om te gebruiken tijdens de zwangerschap.

ZWELLING

Zwelling, medisch bekend als oedeem, is een veel voorkomend verschijnsel tijdens het tweede trimester. Je lichaam houdt meer vocht vast en je bloedcirculatie vertraagt, wat kan leiden tot zwelling in je enkels, voeten en handen.

Tips:
- Voeten omhoog: Probeer je voeten zo vaak mogelijk omhoog te houden. Dit kan de circulatie bevorderen en de zwelling verminderen.
- Vermijd langdurig staan: Probeer zoveel mogelijk pauzes in te lassen als je lang moet staan. Bewegen kan ook helpen.
- Drink water: Het klinkt tegenstrijdig, maar het drinken van voldoende water kan helpen het overtollige vocht in je lichaam af te voeren.

VERSTOPTE NEUS EN BLOEDNEUZEN

Tijdens de zwangerschap kan je merken dat je neus vaak verstopt raakt of dat je vaker bloedneuzen krijgt. Dit komt door de verhoogde bloedtoevoer naar je slijmvliezen, waardoor ze kunnen opzwellen en gevoeliger worden.

Tips:

- Zoutoplossing neusspray: Dit kan helpen om je neuspassages te bevochtigen en te reinigen.
- Luchtbevochtiger: Overweeg een luchtbevochtiger in je slaapkamer te plaatsen om droge lucht te voorkomen, wat irritatie kan verminderen.
- Vermijd neuspeuteren: Dit kan de gevoelige bloedvaten in je neus irriteren en leiden tot bloedneuzen.

VERANDERINGEN IN DE HUID

Tijdens de zwangerschap kan je huid er anders uitzien en aanvoelen. Sommige vrouwen ervaren een "zwangerschapsgloed", wat een stralende huid betekent, terwijl anderen melasma kunnen ontwikkelen, donkere vlekken die op het gezicht verschijnen, ook wel "zwangerschapsmasker" genoemd.

Tips:

- Zonnebrandcrème: Bescherm je huid tegen UV-stralen, wat melasma kan verergeren. Gebruik een breed spectrum zonnebrandcrème, zelfs op bewolkte dagen.
- Zachte huidverzorgingsproducten: Vermijd huidverzorgingsproducten met agressieve chemicaliën. Ga voor milde, hydraterende producten.
- Raadpleeg een dermatoloog: Bij ernstige huidveranderingen kan een bezoek aan de dermatoloog nuttig zijn voor advies en behandeling.

TANDVLEESPROBLEMEN

Verhoogde hormoonspiegels kunnen je tandvlees gevoeliger maken voor tandplak, wat kan leiden tot zwelling en bloeding. Dit staat bekend als zwangerschapsgingivitis.

Tips:

- Zachte tandenborstel: Gebruik een zachte tandenborstel om irritatie van je tandvlees te minimaliseren.
- Flossen: Dagelijks flossen kan helpen bij het verwijderen van tandplak tussen je tanden.
- Regelmatige tandartscontroles: Overweeg vaker een bezoek aan de tandarts tijdens je zwangerschap voor reinigingen en controles.

Duizeligheid is een ander ongemak dat sommige vrouwen tijdens het tweede trimester kunnen ervaren. Dit kan het gevolg zijn van een verminderde bloedtoevoer naar de hersenen, lage bloedsuikerspiegel, of snelle veranderingen in je houding die de bloedtoevoer naar je hoofd tijdelijk kunnen verminderen.

Tips:

- Langzaam opstaan: Sta langzaam op uit zittende of liggende posities om plotselinge dalingen van de bloeddruk te voorkomen.
- Voldoende eten: Eet regelmatig en zorg ervoor dat je dieet rijk is aan eiwitten en ijzer om bloedsuikerschommelingen te voorkomen.
- Vermijd langdurig staan: Als je lang moet staan, beweeg dan je benen regelmatig om de bloedcirculatie te bevorderen.

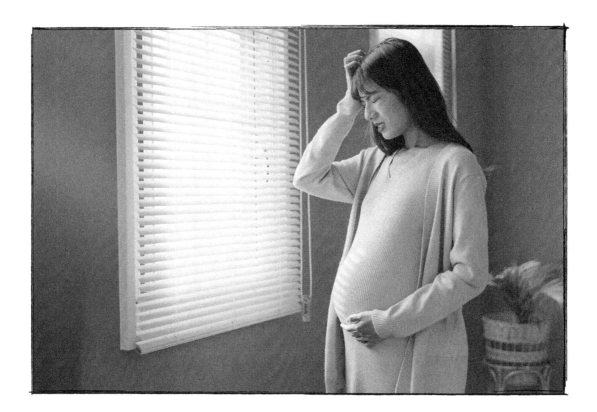

CONCLUSIE

Het tweede trimester, hoewel vaak beschouwd als het meest comfortabele deel van de zwangerschap, brengt zijn eigen set van uitdagingen en ongemakken met zich mee. Het is essentieel om naar je lichaam te luisteren en de nodige stappen te ondernemen om voor jezelf en je groeiende baby te zorgen. Bij aanhoudende of ernstige symptomen is het altijd een goed idee om contact op te nemen met je zorgverlener.

Onthoud: elke zwangerschap is uniek, en wat voor de ene vrouw werkt, werkt misschien niet voor de andere. Wees geduldig met jezelf en zoek ondersteuning wanneer je die nodig hebt.

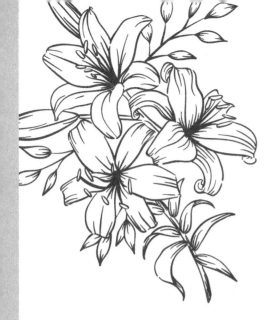

"

De contouren van moederschap worden duidelijker; de liefde die je al voelt, is grenzeloos.

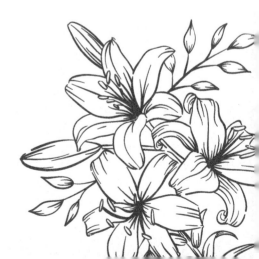

Mijn nota's

Wat zijn jouw gedachten bij het lezen van deze tekst?

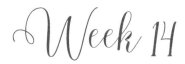

Week 14

De foetus is nu zo groot als een appel. Het haar begint te groeien en de baby kan nu fronsen, grimassen en zijn of haar ogen dichtknijpen.

Rond deze tijd kan een tweede prenatale controle plaatsvinden, waar je mogelijk het hartje van de baby kunt horen.

Je kunt merken dat je huid verandert; dit kan zich uiten in een 'zwangerschapsgloed', maar ook in een gevoeligere huid of acne.

Gevoel

Hoe voelde je je deze week? Kleur de bloem met een kleur van je dominante emotie van deze week. Benoem de emoties die je het meest hebt ervaren deze week.

Zwangerschapssymptomen

Welke tekenen van zwangerschap heb je ervaren?

- [ ] Geen
- [ ] Misselijk
- [ ] Vermoeid
- [ ] Borstgevoeligheid
- [ ] Andere

Veranderingen in eetlust of specifieke voedselvoorkeuren kunnen nu opvallen. Heb je bepaalde cravings of afkeer ontwikkeld?

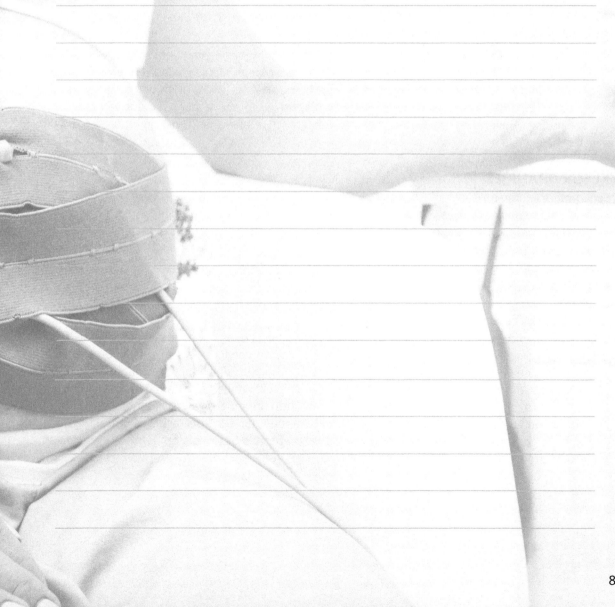

Inspiratie:

- Hoe voelde het om het hartje van de baby te horen tijdens de prenatale controle? Beschrijf je emoties.
- Hoe ervaar je de fysieke veranderingen in je lichaam deze week?
- Denkend aan de kleine foetus die nu haar en gezichtsuitdrukkingen ontwikkelt, wat zijn je gevoelens of verwachtingen over hoe hij of zij eruit zal zien?

Tien leuke manieren om het geslacht te onthullen

Het onthullen van het geslacht van je baby is uitgegroeid tot een populaire trend onder aanstaande ouders wereldwijd. Dit speciale moment biedt een unieke gelegenheid om het grote nieuws te delen met familie en vrienden op een leuke en gedenkwaardige manier. Maar met zoveel creatieve opties om uit te kiezen, hoe beslis je welke het beste bij jou en je partner past? In dit deel verkennen we enkele van de meest populaire en unieke manieren om het geslacht van je baby te onthullen.

GENDER REVEAL BALLONPIJL

Stel je voor dat je omringd bent door je dierbaren, allen in afwachting van het grote nieuws. In het midden van de menigte staat een grote ballon gevuld met roze of blauw gekleurd poeder. Met een goed gerichte pijl wordt de ballon doorboord, waarbij het poeder vrijkomt en het geslacht van de baby onthuld wordt. Naast het visuele spektakel biedt deze methode een element van spanning en verrassing. Bovendien biedt het een geweldige fotomogelijkheid die je voor altijd zult koesteren.

KLEUR DRANKJES

Een andere innovatieve manier om het geslacht van je baby te onthullen, is door middel van kleurveranderende drankjes. Door speciale poeders of siropen toe te voegen aan een transparante drank, kun je je gasten verbazen wanneer hun drankjes veranderen in roze of blauw. Dit kan een geweldig idee zijn voor een zomerse barbecue of een tuinfeest. Enkele suggesties voor drankjes zijn sprankelend water, limonade of zelfs cocktails voor de volwassenen. De benodigde poeders en siropen zijn verkrijgbaar bij speciaalzaken of online.

GENDER REVEAL PARTY

Voor degenen die graag een reden hebben voor een feestje, is een gender reveal party de perfecte gelegenheid! Decoreer je locatie met zowel roze als blauwe versieringen en zorg voor spanning onder je gasten. Wanneer het tijd is voor de grote onthulling, zijn er talloze manieren om het geslacht bekend te maken. Een populaire optie is het snijden van een taart om een roze of blauwe binnenkant te onthullen. Andere ideeën zijn het laten knappen van ballonnen gevuld met gekleurde confetti of het gebruiken van een confettikanon voor een spectaculaire onthulling. Wat je ook kiest, zorg ervoor dat je het moment vastlegt met foto's of video's om later terug te kijken en te koesteren.

KRASKAART

Kraskaarten zijn een speelse en interactieve manier om het geslacht van je baby te onthullen aan vrienden en familie. Hier is hoe je je eigen kraskaarten kunt maken:

1. Koop blanco kaarten en krasstickers bij een hobbywinkel of online.
2. Schrijf een bericht op de kaart dat het geslacht van de baby aangeeft, zoals "Het is een jongen!" of "Het is een meisje!"
3. Plak de krassticker over het bericht heen.
4. Geef de kaarten aan je vrienden en familie en kijk toe terwijl ze het grote nieuws ontdekken!

Als alternatief zijn er ook veel online winkels waar je gepersonaliseerde kraskaarten kunt kopen. Voor de berichten onder de kraslaag kun je ook speelse raadsels of rijmpjes gebruiken, zoals "Strikjes of stropdassen? Kras en verras!"

BALLONNEN UIT EEN DOOS

Deze onthulling is zowel eenvoudig als visueel indrukwekkend:

1. Koop een grote, decoratieve doos.
2. Koop heliumballonnen in de kleur die het geslacht van je baby vertegenwoordigt (roze voor een meisje, blauw voor een jongen).
3. Vul de doos met de ballonnen.
4. Sluit de doos en versier indien gewenst met een vraagteken of een leuke boodschap.
5. Wanneer het tijd is voor de onthulling, open je de doos en laat je de ballonnen eruit vliegen voor een feestelijke verrassing!

Zorg ervoor dat je een doos kiest die groot genoeg is om alle ballonnen te bevatten en dat je de ballonnen vult kort voordat je ze wilt onthullen, zodat het helium ze nog steeds laat zweven.

PIÑATA

Een piñata is niet alleen voor kinderfeestjes! Het is een leuke en interactieve manier om het geslacht van je baby te onthullen:

1. Koop of maak een piñata in een vorm die je leuk vindt.
2. Vul de piñata met roze of blauwe confetti of kleine papieren snippers.
3. Hang de piñata op en geef iemand een stok om hem kapot te slaan.
4. Wanneer de piñata breekt, zal de gekleurde confetti het geslacht van de baby onthullen!

Je kunt creatief zijn met de vorm en thema van de piñata, zoals een ooievaar, een babyfles, of zelfs een vraagteken.

VUURWERK ROOKBOM

Voor een echt spectaculaire onthulling kun je kiezen voor een vuurwerk rookbom:
1. Zorg ervoor dat je een veilige en open ruimte hebt om het vuurwerk af te steken.
2. Koop een rookbom in de kleur die het geslacht van je baby aangeeft bij een erkende vuurwerkverkoper.
3. Volg de veiligheidsinstructies zorgvuldig op en steek de rookbom aan.
4. Geniet van het kleurrijke schouwspel terwijl de rook het geslacht van je baby onthult!

Zorg ervoor dat je altijd de lokale regelgeving en veiligheidsrichtlijnen volgt bij het gebruik van vuurwerk.

BROER-ZUS AANKONDIGING

Een van de meest hartverwarmende manieren om het geslacht van je nieuwe baby te onthullen, is door je oudere kind(eren) erbij te betrekken. Laat de trots en opwinding van een oudere broer of zus stralen met een speciaal t-shirt.

1. **T-shirtontwerpen en berichten:** Je kunt kiezen uit verschillende leuke ontwerpen zoals:
   o "Grote broer in opleiding"
   o "Toekomstige grote zus"
   o "Wat denk je dat het wordt? Broer of zus?"
   o "Ik krijg een kleine broer/zus!"
2. **Maak het speciaal:** Overweeg een mini fotoshoot te organiseren met je kind in het nieuwe t-shirt. Hun stralende glimlach en opwinding kunnen het perfecte moment zijn om het nieuws te delen. Je kunt ook een klein feestje organiseren met naaste familie en vrienden waarbij je kind het grote nieuws mag onthullen door zijn of haar t-shirt te laten zien.

ROOK OF CONFETTI KANONNEN

Voor een directe en feestelijke onthulling zijn rook- of confettikanonnen een geweldige keuze:
1. **Hoe te gebruiken:** De kanonnen zijn vaak eenvoudig te bedienen. Je draait aan de onderkant of drukt op een mechanisme om een uitbarsting van gekleurde rook of confetti te ontketenen. Ze zijn verkrijgbaar in roze of blauw om het geslacht van je baby aan te geven.
2. **Vastleggen op camera:** Dit is een moment dat je zeker wilt vastleggen! Zorg ervoor dat je een camera of telefoon klaar hebt staan. Overweeg om in slow-motion op te nemen om het volledige effect van de onthullende rook of confetti te vangen. Het kan ook leuk zijn om de reacties van de aanwezigen vast te leggen, dus denk aan het opstellen van een tweede camera of het hebben van een extra fotograaf.

CONCLUSIE

Het onthullen van het geslacht van je baby is een opwindend moment, een dat vreugde en anticipatie met zich meebrengt. Of je nu kiest voor een intieme onthulling met naaste familie of een groot feest met vrienden, het belangrijkste is dat je een methode kiest die het beste bij jou en je familie past. Dus, omarm de vreugde, deel het geluk en koester deze mooie momenten in de aanloop naar de komst van je nieuwe gezinslid.

Mijn nota's

Wat zijn jouw gedachten bij het lezen van deze tekst?

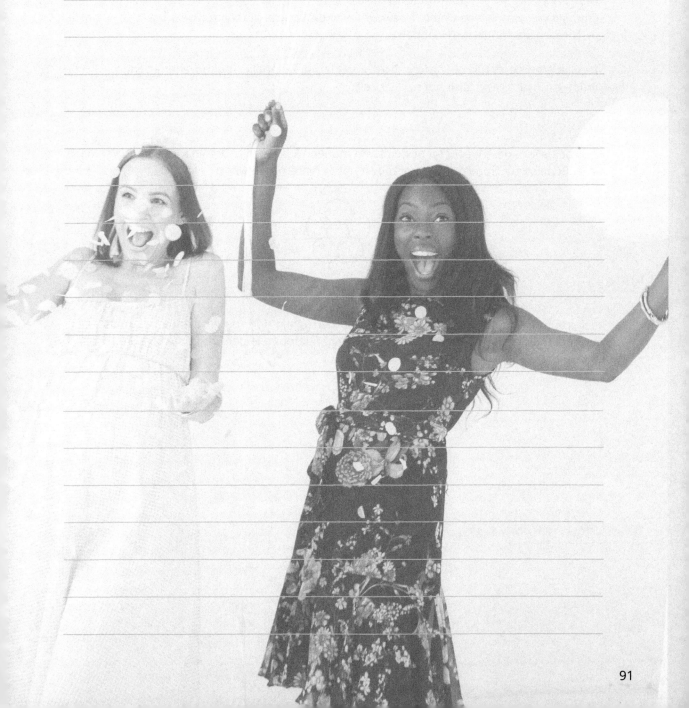

Week 15

De foetus is nu zo groot als een citroen. De baby kan nu bewegen en strekken, en de zintuigen beginnen zich te ontwikkelen.

Sommige vrouwen kunnen nu het bewegen van de baby beginnen te voelen, wat vaak wordt omschreven als 'vlinders' of 'bubbels'.

Mogelijk merk je dat je neusgaten zich verwijden en je sneller buiten adem bent; dit komt omdat je lichaam meer zuurstof nodig heeft.

Gevoel

Hoe voelde je je deze week? Kleur de bloem met een kleur van je dominante emotie van deze week. Benoem de emoties die je het meest hebt ervaren deze week.

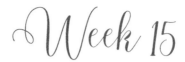

Veel vrouwen ervaren rond deze tijd beginnende rugpijn door de groeiende baarmoeder en veranderende houding. Hormonale veranderingen kunnen leiden tot gezwollen of bloedend tandvlees. Heb jij daar last van?

Inspiratie:

- Als je het bewegen van de baby hebt gevoeld, beschrijf dan dat gevoel. Was het zoals je had verwacht?
- Heb je enige veranderingen opgemerkt in je ademhalingspatronen of je vermogen om fysieke activiteiten uit te voeren?
- Hoe voel je je over de ontwikkeling van de zintuigen van je baby? Zijn er bepaalde geluiden, liedjes of verhalen die je met je baby wilt delen?

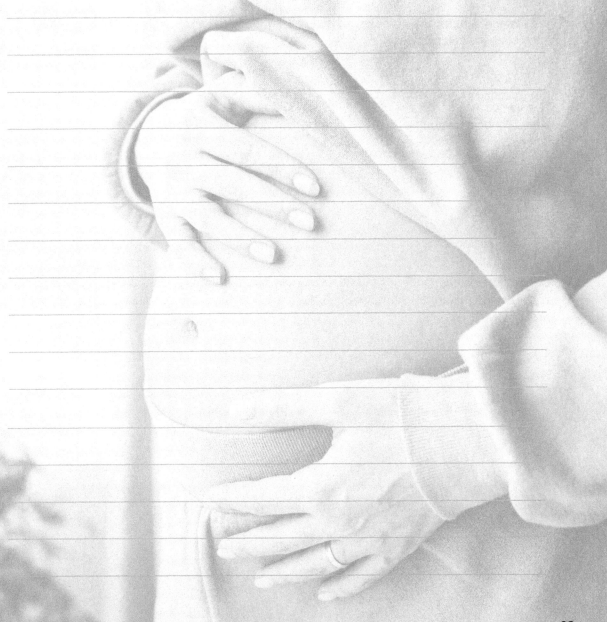

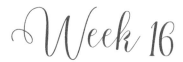

Week 16

De foetus is nu zo groot als een avocado. Het gezicht van de baby lijkt nu volledig menselijk en de ogen kunnen voorzichtig beginnen te knipperen.

Rond deze tijd kan er een prenatale afspraak plaatsvinden, waar je mogelijk het geslacht van de baby kunt ontdekken.

Je borsten kunnen blijven groeien en je tepels kunnen donkerder worden. Vanaf nu zou je de baby kunnen voelen bewegen.

Gevoel

Hoe voelde je je deze week? Kleur de bloem met een kleur van je dominante emotie van deze week. Benoem de emoties die je het meest hebt ervaren deze week.

Door hormonale veranderingen kun je merken dat je huid er anders uitziet, soms met een zogenaamde "zwangerschapsgloed". Je kunt merken dat je haar dikker wordt en sneller groeit. Merk jij dat ook?

Inspiratie:

- Als je hebt gekozen om het geslacht van de baby te ontdekken, beschrijf dan je gevoelens en reacties bij het horen van het nieuws.
- Beschrijf enige dromen of verwachtingen die je hebt over de baby nu je deze nieuwe mijlpalen bereikt.
- Zijn er bepaalde routines of rituelen die je hebt aangenomen nu je het tweede trimester bent binnengegaan?

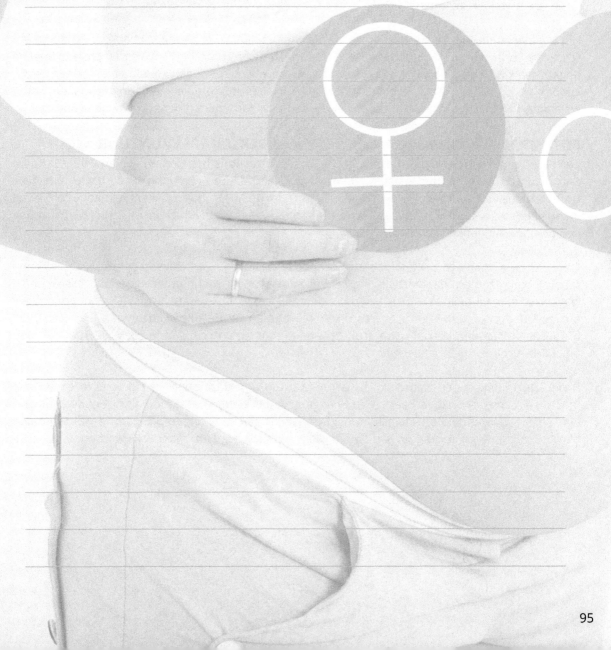

10 Manieren om te genieten en te ontspannen"

Zwangerschap is een bijzondere en unieke ervaring - een tijd van verwondering, groei en anticipatie terwijl je je voorbereidt op de komst van je kleintje. Maar het is ook een periode die kan worden gekenmerkt door vermoeidheid, ongemak en stress. Gelukkig zijn er tal van manieren om jezelf te verwennen, te ontspannen en zelfs te genieten van deze speciale tijd.

Het deelnemen aan leuke en ontspannende activiteiten tijdens de zwangerschap kan je helpen om stress te verminderen, je humeur te verbeteren en zelfs een diepere band te creëren met je ongeboren kind. Van creatieve projecten en zachte beweging tot quality time met je partner, er zijn genoeg opties om van deze wonderbaarlijke periode een nog mooiere ervaring te maken. Laten we enkele van deze activiteiten verkennen die je kunt ondernemen tijdens je zwangerschapsreis.

FOTOGRAFIE: VASTLEGGEN VAN HET ZWANGERSCHAPSAVONTUUR

Eén van de meest opmerkelijke aspecten van zwangerschap is het zien en voelen van je lichaam dat verandert en groeit om plaats te maken voor nieuw leven. Een prachtige manier om deze transformatie vast te leggen, is door middel van fotografie. Het maken van regelmatige foto's van je groeiende buik kan niet alleen een visueel dagboek van je zwangerschapsreis creëren, maar ook een prachtig aandenken voor later.

Of je nu kiest voor een professionele fotoshoot of besluit om zelf foto's te maken, dit kan een mooie manier zijn om de voortgang van je zwangerschap te documenteren. Je kunt bijvoorbeeld wekelijkse of maandelijkse foto's maken om de groei van je buik vast te leggen. Een andere optie is om een thema of rekwisieten te gebruiken die passen bij de ontwikkeling van je baby. Denk bijvoorbeeld aan een bepaald stuk fruit of groente dat de grootte van je baby weergeeft in een bepaalde week van de zwangerschap.

Deze foto's kunnen een waardevolle herinnering zijn aan deze speciale tijd in je leven en een prachtige manier om het verhaal van je zwangerschap te delen met je kind als het ouder is. Het is een unieke gelegenheid om de schoonheid en kracht van je zwangere lichaam te vieren en een blijvende herinnering te creëren aan de reis die je hebt afgelegd om moeder te worden.

QUALITY TIME MET JE PARTNER: SAMEN DE ZWANGERSCHAP KOESTEREN

Tijdens de zwangerschap verandert niet alleen je lichaam, maar ook je relatie. Het is een tijd waarin jij en je partner zich voorbereiden om ouders te worden. Het is een reis die jullie samen delen. Het doorbrengen van quality time met je partner tijdens deze periode kan de band tussen jullie versterken en jullie helpen samen naar de komst van de baby toe te leven.

Een romantisch avondje uit, een wandeling in het park, of gewoon samen thuis op de bank een film kijken, kan jullie de nodige tijd geven om te praten, te lachen en je gevoelens te delen. Misschien kunnen jullie zelfs een 'babymoon' plannen, een kleine vakantie voordat de baby komt, om wat rust te krijgen en van elkaar te genieten. Deze momenten van verbinding kunnen jullie helpen om jullie als koppel nog sterker te voelen en klaar te zijn voor de nieuwe verantwoordelijkheden die het ouderschap met zich meebrengt.

CREATIEVE PROJECTEN: DE KUNST VAN DE ZWANGERSCHAP

Zwangerschap kan een bron van inspiratie zijn, en er zijn talloze creatieve projecten die je kunt ondernemen om deze speciale tijd te vieren. Een van de meest populaire manieren om je zwangerschap te herdenken is door het maken van een gipsafdruk van je buik. Dit kan een leuke activiteit zijn om te doen met je partner of met vrienden, en het eindresultaat is een prachtige driedimensionale herinnering aan je zwangere vorm.

Als je graag kunst maakt of gewoon iets anders wilt proberen, kun je overwegen om je buik te laten beschilderen door een kunstenaar of zelfs door je partner. De buikschildering kan worden gedaan met veilige, niet-toxische verf en kan variëren van eenvoudige ontwerpen tot complexe kunstwerken. Het is niet alleen een prachtige manier om je zwangerschap te vieren, maar het biedt ook een perfecte gelegenheid voor nog meer unieke zwangerschapsfoto's.

Ongeacht welk project je kiest, het belangrijkste is dat het je vreugde brengt en je helpt om de schoonheid en het wonder van je zwangerschap te eren.

DAGBOEK OF ZWANGERSCHAPSAPP: VASTLEGGEN VAN GEDACHTEN EN MIJLPALEN

Zwangerschap is een tijd van intense emoties, nieuwe ervaringen en spannende mijlpalen. Het bijhouden van een dagboek kan een prachtige manier zijn om deze ervaringen vast te leggen, je gedachten en gevoelens te verwerken en een blijvende herinnering aan deze tijd te creëren.

Elke dag of week kun je wat tijd nemen om te schrijven over wat je hebt meegemaakt, hoe je je voelt, en de veranderingen die je opmerkt in je lichaam en in je leven. Het kan ook leuk zijn om de bewegingen en reacties van je baby bij te houden, bijzondere momenten te noteren, of brieven te schrijven aan je ongeboren kind.

Als je graag technologie gebruikt, kun je overwegen om een zwangerschapsapp te gebruiken. Er zijn veel apps beschikbaar die je kunnen helpen om je zwangerschap te volgen, van het bijhouden van je symptomen en de groei van je baby, tot het documenteren van mijlpalen en het creëren van een digitaal fotoalbum.

FYSIEKE ACTIVITEIT: GEZOND BEWEGEN TIJDENS DE ZWANGERSCHAP

Hoewel je misschien niet altijd zin hebt om te bewegen als je zwanger bent, kan lichte fysieke activiteit veel voordelen hebben. Het kan helpen om ongemakken te verminderen, je energie te verhogen, je slaap te verbeteren en zelfs je voor te bereiden op de bevalling.

Zwangerschapsyoga is een geweldige optie, met zachte bewegingen die zijn ontworpen om je lichaam te ondersteunen en te versterken, je ademhaling te verbeteren en je te helpen ontspannen. Het is ook een mooie manier om contact te maken met je baby en met andere aanstaande moeders als je deelneemt aan een groepsles.

Wandelen is een andere goede keuze, vooral als je buiten kunt zijn in een prettige omgeving. Het is een zachte activiteit die je kunt aanpassen aan je eigen tempo, en het kan je helpen om frisse lucht te krijgen en je gedachten te verzetten.

Onthoud altijd dat het belangrijk is om naar je lichaam te luisteren en je activiteiten aan te passen aan hoe je je voelt. Het is ook een goed idee om met je zorgverlener te praten voordat je een nieuw fitnessprogramma start tijdens de zwangerschap.

WEEKENDJE WEG: ONTSPANNEN EN OPLADEN

Hoewel zwangerschap een prachtige tijd is, kan het ook behoorlijk uitputtend zijn. Tussen de zwangerschapssymptomen, doktersafspraken en het voorbereiden op de komst van de baby, kan het voelen alsof je nauwelijks tijd hebt om adem te halen. Dat is waarom het plannen van een kort uitje, of een 'babymoon', zo'n goed idee kan zijn.

Een weekendje weg naar een nabijgelegen bestemming kan je de perfecte gelegenheid geven om te ontspannen, je batterijen op te laden en simpelweg te genieten van wat vrije tijd. Of je nu kiest voor een rustig landhuis, een gezellige bed & breakfast, of een luxe hotel in de stad, het belangrijkste is dat je een plek kiest waar je je comfortabel voelt en die je de mogelijkheid biedt om te ontspannen en te genieten van je tijd.

WINKELEN VOOR DE BABY: DE VOORPRET VAN HET OUDERSCHAP

Als je zwanger bent, is er weinig dat zo opwindend is als winkelen voor je aanstaande baby. Of je nu kleding, meubels, speelgoed of verzorgingsproducten koopt, het kiezen van items voor je baby kan je helpen om je meer verbonden te voelen met je kleintje en om je voor te bereiden op zijn of haar komst.

Het winkelen voor babykleding is bijzonder leuk. Er is iets onweerstaanbaar schattigs aan die kleine pakjes, jurkjes en rompertjes, en het is gemakkelijk om je voor te stellen hoe je baby eruit zal zien als hij of zij ze draagt. Het kiezen van dekens, slabbetjes en knuffels kan ook veel vreugde brengen.

Terwijl je winkelt, is het ook een goed moment om na te denken over wat je echt nodig hebt voor je baby. Hoewel het gemakkelijk is om te worden meegesleept door alle schattige items, probeer je te concentreren op de essentiële dingen die je baby nodig zal hebben. Vergeet ook niet om te kijken naar items die je leven gemakkelijker zullen maken als nieuwe ouder, zoals een comfortabele voedingsstoel of een handige luiertas.

Winkelen voor je baby is meer dan alleen het verzamelen van spullen; het is een manier om je voor te bereiden op je nieuwe rol als ouder en om je te verheugen op de komst van je kleintje. Geniet dus van elke minuut van deze bijzondere tijd!

CULTURELE ACTIVITEITEN: VOEDEN VAN JE GEEST TIJDENS DE ZWANGERSCHAP

Zwangerschap hoeft je niet te beperken tot enkel huiselijke activiteiten. Integendeel, het kan een uitgelezen moment zijn om jezelf onder te dompelen in culturele ervaringen die je vreugde, inspiratie en kennis kunnen brengen. Of je nu een kunstliefhebber, een geschiedenisfanaat of een boekenwurm bent, er zijn tal van culturele activiteiten die je kunt ondernemen tijdens je zwangerschap.

Een bezoek aan een museum of een kunstgalerij kan een ontspannende en verrijkende ervaring zijn. Je kunt de tijd nemen om te genieten van de kunstwerken, meer te leren over verschillende culturen en perioden, en zelfs inspiratie op te doen voor je eigen creatieve projecten. Bovendien bieden veel musea en galerijen comfortabele zitgelegenheden, waardoor je op je eigen tempo kunt rondlopen en rustpauzes kunt nemen wanneer je maar wilt.

ZWANGERSCHAPSWELLNESS: JE LICHAAM VERZORGEN EN VERWENNEN

Wellness gaat over het zorgen voor je algehele welzijn, en tijdens de zwangerschap is dit belangrijker dan ooit. Er zijn verschillende wellness-activiteiten die speciaal zijn ontworpen om zwangere vrouwen te helpen ontspannen, ongemakken te verlichten en zich beter te voelen in hun veranderende lichaam.

Prenatale massage is een uitstekende optie. Gespecialiseerde therapeuten kunnen technieken toepassen die gericht zijn op de specifieke behoeften en uitdagingen van zwangere vrouwen, zoals rugpijn, gezwollen voeten en spanning.

Zwangerschapsmeditatie en mindfulness kunnen ook zeer heilzaam zijn. Deze praktijken kunnen je helpen om stress te verminderen, je ademhaling te verbeteren, en een diepere verbinding met je baby te creëren. Er zijn veel geleide meditaties en mindfulness-oefeningen beschikbaar die speciaal voor zwangere vrouwen zijn ontworpen.

Een bezoek aan een wellness-centrum of spa die diensten aanbiedt voor zwangere vrouwen kan ook een heerlijke traktatie zijn. Of het nu gaat om een rustgevend bad, een gezichtsbehandeling of een pedicure, je verdient het om verwend te worden!

Onthoud altijd dat het belangrijk is om professioneel advies in te winnen en ervoor te zorgen dat elke activiteit of behandeling die je kiest veilig is voor jou en je baby. Het zorgen voor je welzijn tijdens de zwangerschap is niet alleen goed voor jou, maar ook voor je baby.

MUZIEK: DE HELENDE MELODIEËN VAN DE ZWANGERSCHAP

Muziek heeft een unieke kracht om ons te raken, ons te kalmeren, en onze stemming te beïnvloeden. Tijdens de zwangerschap kan het luisteren naar muziek een bron van comfort en vreugde zijn. Het kan je helpen ontspannen, stress verlichten, en zelfs een manier bieden om contact te maken met je ongeboren baby.

Er is onderzoek dat suggereert dat baby's in de baarmoeder kunnen reageren op verschillende soorten muziek. Rustige en melodieuze muziek kan een kalmerend effect hebben, terwijl snellere en ritmische muziek de beweging van de baby kan stimuleren. Het spelen van muziek voor je baby kan een mooie manier zijn om vroege bandvorming te bevorderen en je kind al vanaf het begin een liefde voor muziek bij te brengen.

Of je nu kiest voor klassieke muziek, jazz, pop, of je favoriete liedjes, het belangrijkste is dat de muziek je een goed gevoel geeft. Dus zet je favoriete muziek op, ga lekker zitten of liggen, en geniet van deze muzikale momenten met je baby.

CONCLUSIE: HET VIEREN VAN HET ZWANGERSCHAPSAVONTUUR

Zwangerschap is een bijzondere en unieke tijd in je leven - een tijd van groei, verandering en verwachting. Het is ook een tijd die soms stressvol en uitdagend kan zijn. Het deelnemen aan leuke en ontspannende activiteiten kan je helpen om van deze tijd te genieten, stress te verminderen, en je voor te bereiden op de komst van je baby.

Of je nu kiest voor creatieve projecten, quality time met je partner, culturele uitstapjes, wellness-behandelingen, of gewoon het luisteren naar je favoriete muziek, het belangrijkste is dat je activiteiten kiest die je vreugde en ontspanning brengen.

Vergeet niet dat elke zwangerschap uniek is, en dat wat voor de een werkt, misschien niet voor de ander werkt. Luister naar je lichaam, respecteer je grenzen, en doe wat goed voelt voor jou.

En ten slotte, vergeet niet om te overleggen met je zorgverleners. Zij kunnen je advies geven over welke activiteiten veilig zijn tijdens de verschillende stadia van de zwangerschap en hoe je je activiteiten kunt aanpassen aan je behoeften en comfort.

Onthoud dat zwangerschap niet alleen gaat over het voorbereiden op de geboorte van je baby, maar ook over het verzorgen van jezelf en het vieren van deze bijzondere reis. Dus geniet van elk moment, koester deze ervaringen, en maak van je zwangerschap een tijd van genot en verwondering. Je verdient het!

Wat zijn jouw gedachten bij het lezen van deze tekst?

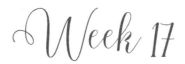

Week 17

De foetus is nu ongeveer 17 cm lang en weegt bijna 140 gram. De baby kan nu zuigen en slikken, en heeft meer tastzin.

Je kunt nu duidelijker het bewegen van de baby voelen.

Je kunt merken dat je buik snel groeit. Mogelijk begin je ook zwangerschapsstriemen te zien.

Gevoel

Hoe voelde je je deze week? Kleur de bloem met een kleur van je dominante emotie van deze week. Benoem de emoties die je het meest hebt ervaren deze week.

Afgezien van zwangerschapsstriemen kun je ook een donkere lijn opmerken die van je navel naar je schaambeen loopt, bekend als de linea nigra. Heb jij dat ook?

Aanvullende schrijfprompts

Inspiratie:

- Hoe voelt het om de baby nu duidelijker te voelen bewegen? Beschrijf die sensatie en je emotionele reactie erop.
- Heb je enige voorbereidingen getroffen of aankopen gedaan voor de baby? Hoe kies je wat je nodig hebt?
- Hoe reageren de mensen om je heen als ze je groeiende buik opmerken? Zijn er opmerkingen of reacties die je zijn bijgebleven?

Week 18

De foetus is nu zo groot als een paprika. De baby is nu actiever en je voelt mogelijk schopjes en stoten.

Rond deze tijd kan er een gedetailleerde echo worden gemaakt om de anatomie van de baby te controleren en te bevestigen dat alles zich normaal ontwikkelt.

Je zult mogelijk merken dat je onhandiger bent dan normaal; dit komt door zwangerschapshormonen en je veranderende lichaam.

Gevoel

Hoe voelde je je deze week? Kleur de bloem met een kleur van je dominante emotie van deze week. Benoem de emoties die je het meest hebt ervaren deze week.

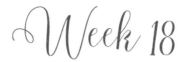

Rond deze tijd kan de baby mogelijk beginnen met het horen van geluiden van buitenaf, zoals je stem. Probeer eens tegen je baby te praten of wat muziek af te spelen. Hoe reageer je op het idee dat je baby je nu kan horen?

Aanvullende schrijfprompts

Inspiratie:

- Hoe voelen de schopjes en bewegingen van de baby vergeleken met vorige weken? Is er een specifiek moment geweest dat je verrast of geraakt heeft?
- Hoe bereid je je voor op de gedetailleerde echo? Zijn er specifieke dingen waar je naar uitkijkt of zorgen over hebt?
- Heb je met je partner gesproken over het aanstaande ouderschap? Zijn er specifieke verwachtingen, plannen of dromen die jullie delen?

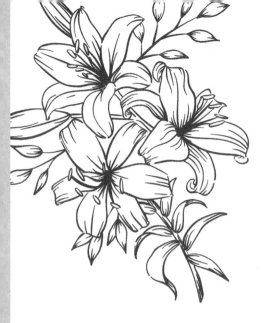

66

Elke beweging die je voelt, is een
herinnering aan het wonder dat in je
groeit.

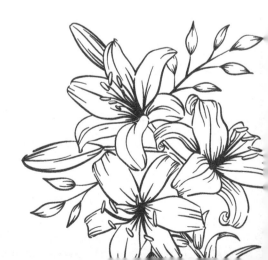

Een naam voor de baby

De naam die je aan je kind geeft is een van de belangrijkste beslissingen die je als ouder zult nemen. De naam van je kind zal een groot deel van zijn of haar identiteit vormen. Het is daarom essentieel om de tijd te nemen om een naam te kiezen waar je écht blij mee bent.

We willen je hierbij op weg helpen bij het maken van deze speciale keuze. We behandelen alle belangrijke overwegingen, van de betekenis van de naam tot trends en praktische zaken. Ook geven we bruikbare tips voor het besluitvormingsproces. Zo kun jij met alle kennis van zaken een naam uitkiezen waar je kind een leven lang trots op kan zijn. Laten we beginnen!

OVERWEGINGEN BIJ HET KIEZEN VAN EEN NAAM

Allereerst is het belangrijk om goed stil te staan bij een aantal factoren rondom de naamkeuze. Wat betekent een naam eigenlijk voor jou en je kind?

Betekenis

Een naam heeft vaak een bepaalde betekenis die kan resoneren met je kind. Zo kan een naam duiden op karaktereigenschappen of deugden die je je kind toewenst. Ook kan een naam verwijzen naar iets wat jullie als ouders inspireert of waar je van houdt. Kies dus een naam die iets toevoegt en een mooi symbool is voor je kind.

Oorsprong en cultuur

De herkomst en cultuur van een naam zijn ook belangrijk. Hiermee kun je culturele wortels eren of een link leggen met familietradities. Kies bijvoorbeeld de naam van een geliefd familielid of een naam uit je culturele achtergrond. Zo geef je je kind een stukje identiteit mee.

Uitspraak en spelling

Hoe klinkt een naam? En hoe wordt hij gespeld? Dit zijn zaken die je kind zijn hele leven met zich meedraagt. Kies daarom een naam met een prettige klank en duidelijke spelling. Zo voorkom je onnodige uitspraakproblemen of vervelende bijnamen.

BRONNEN VOOR HET VINDEN VAN NAMEN

Er zijn talloze bronnen waar je ideeën en inspiratie uit kunt putten bij je zoektocht naar de perfecte naam. Hier zijn de belangrijkste:

Babynaam boeken en websites

Er bestaan vele handige boeken en online databases met babynamen, met hun betekenissen en culturele achtergronden. Deze geven een schat aan informatie om een gedegen keuze te maken. Ook kun je op basis van filters zoeken op bijvoorbeeld de eerste letter of herkomst.

Familie en vrienden

Bespreek je naamkeuze ook met je directe familie, vooral de grootouders. Zij kunnen mooie tradities aandragen, of namen van overleden familieleden om te eren. Vrienden met kinderen hebben vaak ook goede suggesties. Maar uiteindelijk maak je natuurlijk zelf de keuze.

Beroemdheden en fictie

Populaire namen uit films, boeken, muziek en beroemdheden kunnen ook inspirerend werken. Let wel op dat ze niet té populair zijn. Maar namen van personages die iets bij je raken, zijn zeker het overwegen waard.

Populaire namen en trends

Hoe zit het met de populariteit van namen? Aan de ene kant is het praktisch om te weten welke namen vaak voorkomen. Maar aan de andere kant wil je misschien een unieke naam kiezen die eruit springt.

De populairste jongensnamen op dit moment zijn Noah, Arthur, Liam, Finn en Louis (2023). Voor meisjes scoren Olivia, Mila, Nora, Marie en Louise hoog (2023).

Houd er rekening mee dat super populaire namen het risico hebben dat er meerdere kinderen in de klas zitten met dezelfde naam. Dit kan vervelend zijn voor je kind. Kies dus liever een naam die wat minder vaak voorkomt, zonder heel excentriek te worden. Zo vind je hopelijk de gulden middenweg.

DE PRAKTISCHE KANT VAN HET KIEZEN VAN EEN NAAM

Naast emotionele overwegingen, zijn er ook wat praktische zaken rondom een naam om rekening mee te houden:

Initialen en bijnamen

Denk ook eens na over de initialen die de naam van je kind vormen. Zijn deze misschien onhandig of geven ze aanleiding tot vervelende bijnamen? Dit soort dingen kun je beter vermijden.

Bekijk een naam ook eens vanuit het perspectief van spottende klasgenoten. Kinderen zijn nu eenmaal creatief in het verzinnen van bijnamen. Voorkom dus dat je kind hier jarenlang mee gepest wordt.

De toekomst in gedachten houden

Een baby lijkt zo ver weg, maar voor je het weet is je kind al volwassen. Houd daarom ook rekening met hoe de naam staat in de volwassen levensfases. Past de naam nog steeds bij je kind als hij 40 of 60 is? Een naam moet een leven lang mee kunnen gaan.

HET BESLUITVORMINGSPROCES

Hoe kom je nu uiteindelijk tot dé definitieve naam voor je kind? Hier zijn handige tips voor het besluitvormingsproces:

Maak een shortlist

Maak eerst een shortlist van 8 tot 10 namen die jullie beiden mooi vinden. Zo houd je het overzichtelijk en kun je geleidelijk tot een keuze komen.

Spreek de namen hardop uit

Lees de namen van je lijstje hardop voor en spreek ze vaak tegen je buik uit als je zwanger bent. Zo ervaar je hoe de naam echt klinkt en voelt.

Visualiseer je kind erbij

Stel je het kind levendig voor bij elke naam. Welke naam past het best bij het beeld dat je hebt van je baby? Dit helpt de naam tot leven te brengen.

Los meningsverschillen op

Het kan zijn dat jullie als ouders andere favorieten hebben. Probeer hier samen uit te komen door over je motivaties te praten. Blijf communiceren tot je op één lijn zit.

Uiteindelijk voel je vanzelf wanneer een naam de juiste is. Laat je hierbij leiden door een mix van je gevoel en verstand. Zo kies je de perfecte naam voor je kind.

AAN DE SLAG!

Het kiezen van een naam voor je pasgeborene is een belangrijke en intieme stap. Neem hier de tijd voor en maak een keuze waar je echt vrede mee hebt. Denk goed na over de betekenis en klank van de naam. En betrek eventuele familietradities erbij. Uiteindelijk volg je je ouderinstinct en weet je wanneer een naam 'klikt'.

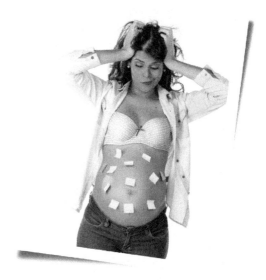

Het resultaat is een prachtige naam waar je kind zijn hele leven aan verbonden zal zijn. Een naam om mee door het leven te gaan en waar jij als ouder een mooi verhaal bij kunt vertellen. Geniet van dit bijzondere proces en deze mijlpaal in jullie gezin!

Naamideeën

JONGEN

MEISJE

Mijn nota's

Wat zijn jouw gedachten bij het lezen van deze tekst?

Week 19

De foetus is nu zo groot als een mango, ongeveer 18 cm lang en weegt rond de 210 gram. De baby ontwikkelt een beschermend laagje vet en produceert meconium, een vroege vorm van ontlasting.

Rond deze tijd kan de aanstaande vader (en ook de broertjes en zusjes) de baby mogelijk voelen bewegen.

Je kunt last krijgen van rugpijn door de groeiende baarmoeder. Mogelijk voel je de baby vaker bewegen.

Gevoel

Hoe voelde je je deze week? Kleur de bloem met een kleur van je dominante emotie van deze week. Benoem de emoties die je het meest hebt ervaren deze week.

Door hormonale veranderingen kunnen er donkere vlekjes op je huid verschijnen, vooral op je gezicht (melasma of het "zwangerschapsmasker"). Je kunt merken dat je neus vaker verstopt zit door de verhoogde bloedtoevoer naar je slijmvliezen. Je kunt af en toe een licht stekend gevoel aan de zijkanten van je buik ervaren. Wat ervaar jij?

Aanvullende schrijfprompts

Inspiratie:

- Hoe reageerde de aanstaande vader (of de broertjes en zusjes) toen hij/zij de baby voor het eerst voelde bewegen?
- Begin je na te denken over je geboorteplan? Zijn er specifieke wensen of overwegingen die je in gedachten hebt?
- Hoe communiceer je met je partner over je zwangerschap? Zijn er specifieke onderwerpen die regelmatig ter sprake komen of zorgen die je deelt?

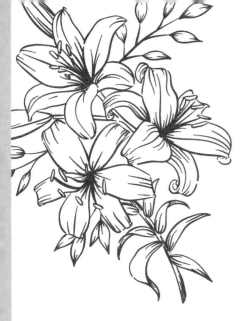

66

Met elke dag die verstrijkt, met elke schop en elk teken van leven, wordt je hart een beetje groter, je dromen een beetje realistischer.

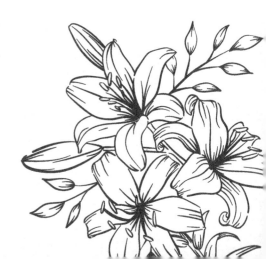

Tweede echo

De tweede echo, die meestal rond de 20 weken van de zwangerschap wordt uitgevoerd, wordt vaak de "anatomische echo" genoemd vanwege het specifieke doel en de focus van deze scan. Hierbij wordt de volledige anatomische structuur van de baby geëvalueerd om een compleet beeld te krijgen van de ontwikkeling en gezondheid. Het is een cruciaal moment in de prenatale zorg, omdat het inzicht biedt in hoe de baby groeit en zich ontwikkelt, en het biedt de gelegenheid om eventuele zorgen vroegtijdig aan te pakken.

- **Hart en organen:** De structuur van het hart, de nieren, de maag en andere organen wordt gecontroleerd.
- **Hersenen en ruggengraat:** De ontwikkeling van de hersenen en de ruggengraat wordt geëvalueerd.
- **Gezichtskenmerken:** Neus, lippen en andere gezichtskenmerken kunnen worden gezien.
- **Geslacht:** Indien gewenst, kan het geslacht van de baby vaak worden bepaald.
- **Ledematen:** De armen, benen, vingers en tenen worden gedetailleerder bekeken.
- **Placenta-positie:** De positie van de placenta wordt gecontroleerd om eventuele complicaties uit te sluiten.

Hier kun je een afdruk van je echografie kleven:

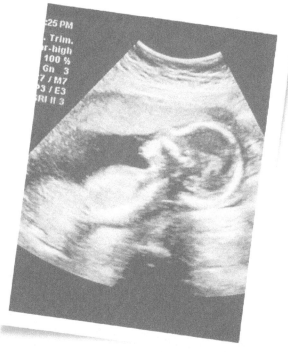

Week 20

De foetus weegt nu ongeveer 230 gram en is zo'n 22 cm lang. Als het een meisje is, heeft ze nu al miljoenen eieren in haar eierstokken.

Je bent nu halverwege de zwangerschap! Als je nog geen '20 weken echo' hebt gehad, kan deze nu plaatsvinden.

Je baarmoeder zit nu op navelhoogte. Je kunt mogelijk last krijgen van zwangerschapsgerelateerde aandoeningen, zoals aambeien.

Gevoel

Hoe voelde je je deze week? Kleur de bloem met een kleur van je dominante emotie van deze week. Benoem de emoties die je het meest hebt ervaren deze week.

Velen voelen zich tijdens het tweede trimester energieker dan in het eerste trimester. Je kunt merken dat je hongeriger bent. Wat ervaar jij?

Aanvullende schrijfprompts

Inspiratie:

- Nu je halverwege bent, wat zijn enkele dingen die je het meest verrast hebben over zwanger zijn?
- Beschrijf hoe de bewegingen of schopjes van de baby aanvoelen. Wanneer merk je ze het meest op?
- "Als je de '20 weken echo' hebt gehad, hoe voelde dat? Wat waren de opmerkelijke momenten tijdens de echo?

De foetus is nu zo groot als een wortel, ongeveer 23 cm lang. De baby is actiever en je voelt mogelijk regelmatige schopjes en stoten. Met een stethoscoop kun je naar de hartslag van de baby luisteren.

Het is in deze fase belangrijk om gezond te blijven eten en voldoende te bewegen.

Je kunt last krijgen van kramp in je benen. Ook kan je buik flink groeien.

Gevoel

Hoe voelde je je deze week? Kleur de bloem met een kleur van je dominante emotie van deze week. Benoem de emoties die je het meest hebt ervaren deze week.

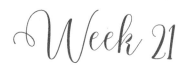

Je kunt beginnen met het opmerken van een slaap-waakritme bij je baby. Zijn er momenten waarbij de baby rustig is? Of momenten waarbij de baby erg actief is?

Aanvullende schrijfprompts

Inspiratie:

- *Zijn er specifieke muziekstukken of geluiden waarop je merkt dat de baby reageert?*
- *Heb je al enige voorbereidingen getroffen voor de babykamer of -uitzet? Zo ja, welke?*
- *Wat zijn je gedachten over borstvoeding versus flesvoeding?*
- *Zijn er specifieke zwangerschapsgerelateerde boeken, blogs of bronnen die je momenteel leest of volgt?*
- *Hoe ga je om met de fysieke ongemakken, zoals beenkrampen, die je mogelijk ervaart?*

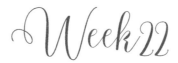

Week 22

De foetus is nu zo groot als een papaja. De baby ontwikkelt nu haar, wimpers en wenkbrauwen. De oogleden van je kleine zijn volledig ontwikkeld, maar blijven gesloten tot ongeveer de 28ste week. In deze fase lijkt je baby bijzonder te genieten van rek- en strekoefeningen, waarbij het volop experimenteert met schoppen, buigen en het samentrekken van zijn handjes.

Sommige vrouwen beginnen rond deze tijd met het plannen van hun zwangerschapsverlof.

Je kunt merken dat je vaker last hebt van indigestie of brandend maagzuur. Je buik blijft groeien.

Gevoel

Hoe voelde je je deze week? Kleur de bloem met een kleur van je dominante emotie van deze week. Benoem de emoties die je het meest hebt ervaren deze week.

_____   _____

_____   _____

Door de groeiende baarmoeder kun je rugpijn ervaren. De verschuiving van gewicht kan ook leiden tot onhandigheid. Ben jij onhandiger geworden?

_____

_____

_____

_____

_____

Aanvullende schrijfprompts

Inspiratie:

- Als je al andere kinderen hebt, hoe reageren zij op je groeiende buik?
- Zijn er specifieke geuren die je nu aantrekkelijk of afstotelijk vindt?
- Wat zijn je gedachten over het bevallingsproces? Zijn er bepaalde verwachtingen, angsten of hoop?

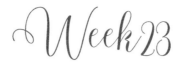

Week 23

De foetus is nu zo groot als een maïskolf. De baby's gehoor ontwikkelt zich en hij of zij kan mogelijk je stem horen.

Nu is het een goed moment om na te denken over een geboorteplan.

Mogelijk begin je merkbaar te 'wiegen' bij het lopen. Je borsten kunnen beginnen colostrum te lekken, een vroege vorm van moedermelk.

Gevoel

Hoe voelde je je deze week? Kleur de bloem met een kleur van je dominante emotie van deze week. Benoem de emoties die je het meest hebt ervaren deze week.

Welke tekenen van zwangerschap heb je ervaren?

Aanvullende schrijfprompts

Inspiratie:

- Welke adviezen heb je gekregen die je nuttig vond? Welke adviezen voelden overbodig of ongepast?
- Beschrijf een moment van pure vreugde dat je deze week hebt ervaren.
- Hoe voel je je over de toenemende buik en de zichtbaarheid van je zwangerschap voor anderen?

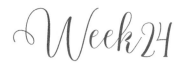

Week 24

De foetus is nu zo tussen de 25 en 28 cm lang en weegt bijna 600 gram. De huid is nog steeds doorzichtig, maar krijgt langzaam meer kleur.

Dit is een belangrijke mijlpaal, omdat de baby nu levensvatbaar wordt beschouwd. Hoewel een geboorte op dit moment nog steeds ernstige gezondheidsrisico's met zich mee zou brengen, is het bemoedigend om te weten dat de baby elke week sterker wordt.

Je kunt merken dat je vaker buiten adem bent, omdat je baarmoeder ruimte inneemt die normaal gesproken door je longen wordt gebruikt. Mogelijk merk je ook wat zwelling in je enkels en voeten.

Gevoel

Hoe voelde je je deze week? Kleur de bloem met een kleur van je dominante emotie van deze week. Benoem de emoties die je het meest hebt ervaren deze week.

Heb je al nagedacht over welke waarden je wilt overbrengen aan je kind?

Aanvullende schrijfprompts

Inspiratie:

- Heb je ongewone of verrassende zwangerschapssymptomen ervaren? Zo ja, welke?
- Wat zijn je verwachtingen van het moederschap?
- Welke zorgen heb je over de bevalling en hoe ga je daarmee om?
- Hoe bereid je je voor op de komst van de baby? Welke bronnen gebruik je hiervoor?

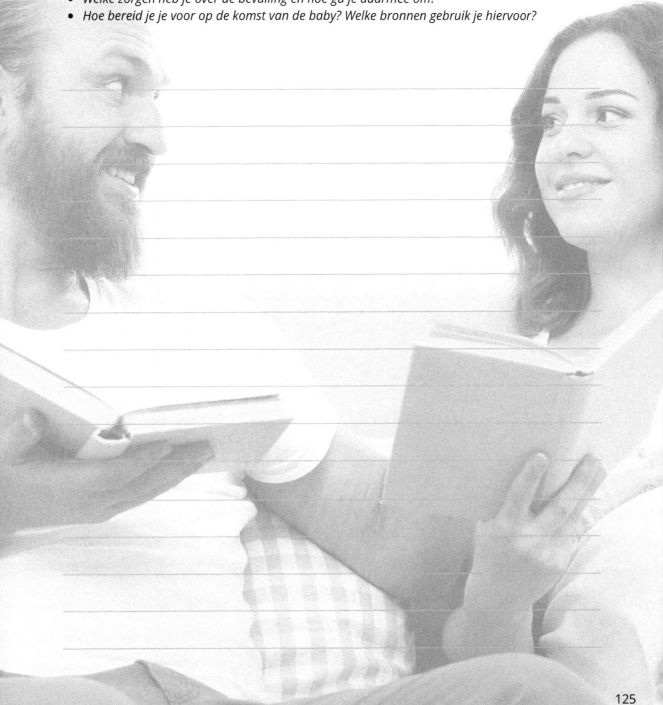

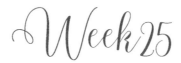

Week 25

De baby is nu ongeveer zo groot als een koolraap. De foetus begint een regelmatig slaap- en waakpatroon te ontwikkelen.

Je kunt een glucose screening test hebben om te controleren op zwangerschapsdiabetes, een hoge bloedsuikerspiegel die zich tijdens de zwangerschap kan ontwikkelen.

Je kunt onregelmatige weeën beginnen voelen, ook wel Braxton Hicks genoemd. Dit is normaal en is een teken dat je lichaam zich voorbereidt op de bevalling.

Gevoel

Hoe voelde je je deze week? Kleur de bloem met een kleur van je dominante emotie van deze week. Benoem de emoties die je het meest hebt ervaren deze week.

Wat zijn enkele dingen waar je naar uitkijkt als ouder?

Aanvullende schrijfprompts

Inspiratie:

- Welke hulp heb je tijdens je zwangerschap ontvangen en hoe waardeer je die?
- Wat voor soort ouder hoop je te zijn? Hoe wil je dat je kind je ziet?
- Wat zijn enkele tradities die je wilt voortzetten of starten met je nieuwe gezin?
- Hoe beïnvloedt je zwangerschap je dagelijkse routine en activiteiten?

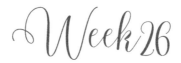

Week 26

De baby is nu ongeveer 35 cm lang en weegt ongeveer 790 gram. De foetus begint nu met het openen en sluiten van zijn of haar ogen.

Je kunt beginnen met het plannen van je bevallingsverlof en nadenken over of je borstvoeding wilt geven of flesvoeding wilt geven. Ook is het een goed moment om na te denken over een geboorteplan.

Je kunt last hebben van rugpijn door de extra belasting van je groeiende baarmoeder. Het is ook mogelijk dat je begint met zweten door een verhoogde bloedtoevoer en stofwisseling.

Gevoel

Hoe voelde je je deze week? Kleur de bloem met een kleur van je dominante emotie van deze week. Benoem de emoties die je het meest hebt ervaren deze week.

Hoe bereid je je voor op de komst van de baby?

Aanvullende schrijfprompts

Inspiratie:

- Wat zijn enkele angsten of zorgen die je hebt over de komst van de baby?
- Heb je al nagedacht over hoe je het ouderschap wilt aanpakken?
- Welke veranderingen heb je in jezelf opgemerkt sinds je zwanger bent?
- Wat voor soort ondersteuning heb je van je partner, familie of vrienden gekregen?
- Hoe ervaar je de bewegingen van de baby?

Afspraken 3de trimester

Datum en uur	Bij	Zeker te vragen
		Vraag: Antwoord:
		Vraag: Antwoord:
		Vraag: Antwoord:
		Vraag: Antwoord:

Afspraken 3de trimester

Datum en uur	Bij	Zeker te vragen
		Vraag: Antwoord:
		Vraag: Antwoord:
		Vraag: Antwoord:
		Vraag: Antwoord:

Het 3de trimester

De laatste etappe begint! Deze periode, vaak gekenmerkt door een mix van anticipatie en zenuwen, vormt een cruciaal onderdeel van de zwangerschapsreis. Veranderingen versnellen zowel voor de baby als voor de aanstaande moeder. Voor sommigen brengt deze fase uitdagingen met zich mee. Anderen ervaren een vredige tijd voor de storm die geboorte heet. Dit artikel leidt je door het derde trimester. De focus ligt op de groei van de baby, transformaties van de moeder en belangrijke mijlpalen.

WAT IS HET DERDE TRIMESTER?

Het derde trimester vormt de slotfase van de zwangerschap. Het start bij week 28 en eindigt met de bevalling, meestal ergens rond week 40. Dit tijdspanne kan zich uitstrekken tot week 42, waarbij de moeder 'over tijd' gaat. Unieke fysiologische en emotionele veranderingen typeren dit trimester. Dit gaat hand in hand met de aanzienlijke ontwikkeling en groei van de baby. Ongetwijfeld worden deze maanden gekenmerkt door voorbereidingen op de komst van de nieuwe spruit. Laten we de belangrijke gebeurtenissen van deze periode ontdekken.

ONTWIKKELING VAN DE BABY

Week 28-30

Naarmate we het derde trimester ingaan, wordt de groei van de baby steeds belangrijker. In deze weken krijgt de baby nog meer gewicht, meestal door een toename van spieren en vet. Het immuunsysteem ontwikkelt zich ook en bereidt zich voor op leven buiten de baarmoeder. Een mijlpaal van deze weken? Het luisteren van de baby naar jouw stem!

Week 31-33

Rond deze tijd ondergaat de baby vaak een verandering in positie. De meeste baby's zullen met hun hoofd naar beneden draaien. Dit is een voorbereiding op de naderende geboorte. In de tussentijd groeit de baby gestaag door en wordt zijn of haar huid gladder.

Week 34-36

Rond deze weken ontwikkelt de baby een slaap-waakcyclus. Hij of zij kan de oogjes openen en sluiten. Het lichaam van de baby blijft vet verzamelen. Deze laag vet houdt de baby warm na de geboorte.

Week 37-39

Aan het eind van deze weken is de baby technisch gezien voldragen. Dat wil zeggen dat de baby klaar zou moeten zijn voor het leven buiten de baarmoeder. Alle belangrijke organen moeten nu functioneren. De longen zijn meestal de laatste organen die volledig rijpen.

Week 40+

Hoewel de meeste baby's binnen twee weken na de verwachte bevallingsdatum geboren worden, kunnen sommigen besluiten om langer te blijven. Dit wordt 'overdragen' genoemd. Zorgverleners zullen de gezondheid van de baby en moeder nauwlettend in de gaten houden. Indien nodig kunnen zij besluiten om de bevalling op te wekken.

VERANDERINGEN BIJ DE MOEDER

Fysieke veranderingen

Het derde trimester brengt talrijke fysieke veranderingen met zich mee. Gewichtstoename blijft gestaag, terwijl de buik blijft groeien. Dit kan leiden tot rugpijn, frequent urineren en veranderingen in slaappatronen. Mogelijk merk je ook dat je meer zweet dan normaal.

Emotionele veranderingen

Het derde trimester kan gepaard gaan met een scala aan emoties. Het naderende moederschap kan zorgen en angst met zich meebrengen, maar ook opwinding en vreugde. Het is normaal om je overweldigd te voelen en het kan helpen om je gedachten en gevoelens met een vertrouwde vriend, familielid of zorgverlener te delen.

Gezondheid en zelfzorg tijdens het derde trimester

Het behoud van een gezonde levensstijl blijft essentieel in deze fase. Goede voeding en lichaamsbeweging kunnen helpen om je energiek en comfortabel te houden. Het is ook een goede tijd om jezelf te verwennen en rustmomenten in te bouwen in je schema.

MIJLPALEN VAN HET DERDE TRIMESTER

Dit trimester brengt enkele opmerkelijke mijlpalen met zich mee. Eén daarvan is wanneer de baby "inzakt" of daalt in het bekken, een teken dat de geboorte nadert. Braxton Hicks contracties, of "oefenweeën", kunnen frequenter worden naarmate je lichaam zich voorbereidt op de bevalling.

CONCLUSIE

Het derde trimester van de zwangerschap is een tijd van intensieve groei en verandering, zowel voor de moeder als voor de baby. Hoewel het een uitdagende periode kan zijn, is het ook een tijd van grote vreugde en verwachting. Door aandacht te besteden aan zelfzorg en je voor te bereiden op de bevalling, kan je ervoor zorgen dat je deze periode zo comfortabel mogelijk doorkomt. En vergeet niet, elke zwangerschap is uniek. Luister naar je lichaam en neem contact op met je zorgverlener als je vragen of zorgen hebt.

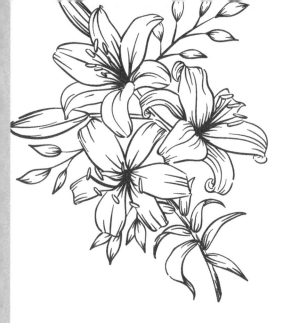

"

Je lichaam is een thuis geworden, een veilige haven, waar je kind in liefde en kracht groeit.

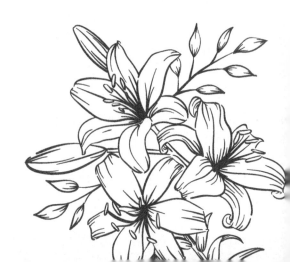

Mijn nota's

Wat zijn jouw gedachten bij het lezen van deze tekst?

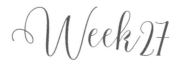

Week 27

Welkom in het derde trimester! Je zou nu elke twee weken een prenatale controle moeten hebben.

De foetus is nu zo groot als een bloemkool. De baby slaapt en wordt wakker op regelmatige tijdstippen en kan reageren op geluiden en aanrakingen.

Mogelijk heb je last van kortademigheid en je kunt ook beginnen met last van maagzuur te krijgen. Je borsten kunnen beginnen met het lekken van colostrum.

Gevoel

Hoe voelde je je deze week? Kleur de bloem met een kleur van je dominante emotie van deze week. Benoem de emoties die je het meest hebt ervaren deze week.

_____   _____

_____   _____

Begin je je meer verbonden te voelen met je baby?

_____

_____

_____

_____

_____

_____

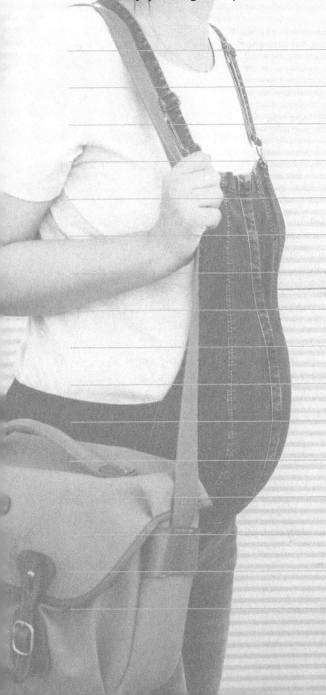

Aanvullende schrijfprompts

Inspiratie:

- Welke toekomstplannen heb je al voor de baby?
- Hoe denk je dat je leven zal veranderen na de geboorte van de baby?
- Beschrijf de momenten waarop je de baby het meest actief voelt. Wat doe je dan meestal?
- Zijn er bepaalde voedingsmiddelen of activiteiten die de baby "leuk" lijkt te vinden?
- Hoe heb je je zwangerschap tot nu toe ervaren?

Overlevingsgids voor oongemakken in het 3de trimester

Het derde trimester van de zwangerschap markeert de eindfase van deze wonderlijke reis. Terwijl de anticipatie en opwinding groeien naarmate de geboortedatum nadert, brengt dit trimester ook een reeks unieke uitdagingen en ongemakken met zich mee. De groeiende baby en de veranderende lichaamsdynamiek kunnen zowel fysiek als emotioneel effect hebben. In dit deel bespreken we deze ongemakken en bieden we suggesties om ze te verlichten.

KORTADEMIGHEID

Naarmate de baby en de baarmoeder groeien, kan er druk ontstaan op het middenrif en de longen. Dit kan leiden tot een gevoel van kortademigheid of het gevoel dat het moeilijk is om diep adem te halen. Hoewel dit voor sommige vrouwen alarmerend kan zijn, is het vaak een normaal onderdeel van het derde trimester.

Tips:
- Zit rechtop: Probeer rechtop te zitten om je longen zoveel mogelijk ruimte te geven. Dit kan helpen om dieper en gemakkelijker adem te halen.
- Extra kussens tijdens het slapen: Gebruik extra kussens om je hoofd en bovenlichaam op te heffen terwijl je slaapt. Dit kan de druk op je longen verminderen.
- Neem het rustig aan: Vermijd overmatige inspanning en neem pauzes wanneer je je kortademig voelt. Luister naar je lichaam en doe het rustig aan.

SLAPELOOSHEID

Het vinden van een comfortabele slaaphouding, frequente toiletbezoeken, angst voor de bevalling, of gewoon de bewegingen van je actieve baby kunnen allemaal bijdragen aan slapeloosheid tijdens het derde trimester. Een goede nachtrust is essentieel voor zowel je welzijn als dat van je baby, maar kan tijdens deze fase een uitdaging zijn.

Tips:
- Zwangerschapskussens: Deze speciaal ontworpen kussens kunnen helpen om je lichaam te ondersteunen en een comfortabelere slaaphouding te vinden.
- Consistente slaaproutine: Ga elke avond op hetzelfde tijdstip naar bed en sta op hetzelfde tijdstip op. Een routine kan je lichaam trainen om zich voor te bereiden op de slaap.
- Lichte beweging: Een korte wandeling of wat lichte strekoefeningen in de avond kan helpen om je lichaam te ontspannen en je voor te bereiden op een goede nachtrust.

AAMBEIEN

De verhoogde druk in het bekkengebied, gecombineerd met de effecten van constipatie (een ander veel voorkomend zwangerschapssymptoom), kan leiden tot het ontstaan of verergeren van aambeien. Dit zijn gezwollen bloedvaten in het rectum die pijnlijk en jeukend kunnen zijn.

Tips:
- Vermijd constipatie: Drink veel water, eet vezelrijk voedsel en overweeg een zachte stoelgangverzachter na overleg met je arts.
- Koele kompressen: Het aanbrengen van een koud kompres kan de zwelling verminderen en verlichting bieden bij jeuk en pijn.
- Zalven: Er zijn veel over-the-counter zalven beschikbaar die specifiek zijn ontworpen om de symptomen van aambeien te verlichten. Raadpleeg je arts voor aanbevelingen.

BRAXTON HICKS CONTRACTIES

Terwijl de bevalling nadert, kun je sporadische samentrekkingen van de baarmoeder ervaren, bekend als Braxton Hicks contracties. Dit zijn "oefenweeën" die je lichaam voorbereiden op de echte bevalling. Ze kunnen oncomfortabel zijn, maar zijn over het algemeen niet pijnlijk en regelmatig.

Tips:
- Verander van positie: Als je contracties ervaart, kan het veranderen van je positie of activiteit vaak helpen om ze te verminderen of te stoppen.
- Warm bad: Het nemen van een warm bad kan helpen om de spieren van je baarmoeder te ontspannen en de intensiteit van de contracties te verminderen.
- Blijf gehydrateerd: Zorg ervoor dat je voldoende water drinkt, want uitdroging kan Braxton Hicks contracties veroorzaken of verergeren.

MAAGZUUR EN INDIGESTIE

De groeiende baarmoeder kan druk uitoefenen op je maag en spijsverteringsstelsel, wat kan leiden tot maagzuur en indigestie. Dit branderige gevoel achter je borstbeen kan vooral 's nachts erger zijn, wanneer je ligt.

Remedies:
- Eet kleinere maaltijden: Door vaker kleinere maaltijden te eten, kan je voorkomen dat je maag te vol raakt, wat kan bijdragen aan maagzuur.
- Vermijd bepaald voedsel: Pikant, vetrijk en gefrituurd voedsel, evenals cafeïne en koolzuurhoudende dranken, kunnen maagzuur verergeren. Probeer deze te vermijden of te beperken.
- Antacida (zuurremmers): Overleg met je arts welke antacida veilig zijn om te gebruiken tijdens je zwangerschap. Deze kunnen helpen om het overtollige maagzuur te neutraliseren en verlichting te bieden.

RUGPIJN

Naarmate je baby groeit en je lichaam zich aanpast aan de extra gewichtstoename, kan de rugpijn die je mogelijk al in het tweede trimester hebt ervaren, intensiever worden. Dit komt vaak door de extra belasting op de wervelkolom en de veranderende zwaartekracht van je lichaam.

Tips:
- Warme kompressen: Het toepassen van warmte op het pijnlijke gebied kan helpen om de spieren te ontspannen en tijdelijke verlichting te bieden.
- Zwangerschapsmassage: Overweeg een professionele zwangerschapsmassage. Dit kan helpen spanning in je rugspieren te verminderen en je algehele welzijn te verbeteren.
- Ondersteunende buikband: Een buikband kan helpen de ondersteunende spieren van de rug te ontlasten door wat van het gewicht van de groeiende buik op te vangen.

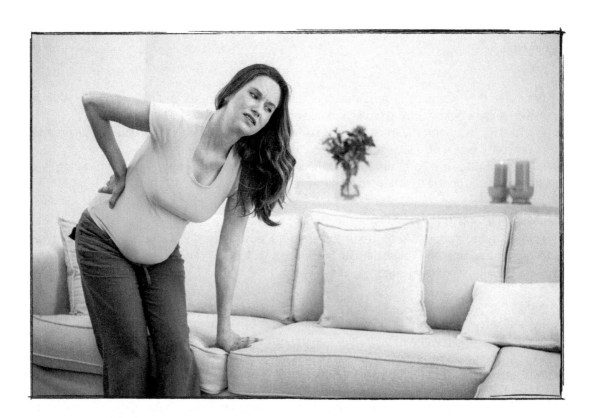

ZWELLING

Door hormonale veranderingen en de toename van bloedvolume tijdens de zwangerschap, kunnen veel vrouwen zwelling ervaren in hun handen, voeten en enkels, vooral in het derde trimester.

Tips:
- Houd je voeten omhoog: Probeer je voeten meerdere keren per dag omhoog te houden om de bloedcirculatie te bevorderen en zwelling te verminderen.
- Vermijd strakke schoenen: Draag comfortabele, ruime schoenen. Strakke schoenen kunnen de zwelling verergeren.
- Steunkousen: Deze kunnen helpen om de bloedcirculatie in de benen te bevorderen en zwelling in de voeten en enkels te verminderen.

STEMMINGSWISSELINGEN

De zwangerschap is een tijd van immense verandering, zowel fysiek als emotioneel. De hormonale veranderingen, gecombineerd met het fysieke ongemak en de anticipatie op de komende bevalling, kunnen een wervelwind van emoties veroorzaken. Het is niet ongebruikelijk dat aanstaande moeders zich op sommige dagen overweldigd, angstig of zelfs verdrietig voelen.

Tips
- Praat met iemand: Delen hoe je je voelt met een partner, vriend, familielid of professional kan verlichting bieden. Ze kunnen inzicht, troost of gewoon een luisterend oor bieden.
- Zwangerschapsyoga of meditatie: Deze activiteiten kunnen helpen om je geest te centreren en stress te verminderen. Ze bieden ook tools en technieken om met spanningen om te gaan.
- Zorg voor voldoende rust: Vermoeidheid kan je emoties versterken. Probeer voldoende te slapen en neem overdag rustpauzes als dat nodig is.

CONCLUSIE

Het derde trimester van de zwangerschap is een periode van voorbereiding, anticipatie en aanpassing. Terwijl je lichaam zich voorbereidt om nieuw leven te verwelkomen, is het van cruciaal belang om te luisteren naar de signalen die het je geeft en om de nodige stappen te ondernemen om voor jezelf te zorgen. Bij ernstige of aanhoudende klachten is het altijd raadzaam om contact op te nemen met een zorgverlener. Onthoud dat je niet alleen bent in deze reis, en dat ondersteuning en zorg altijd beschikbaar zijn.

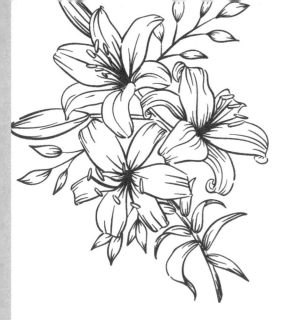

66

De kamer is ingericht, de kleertjes zijn gewassen. Alles is klaar, behalve de tijd; die lijkt te kruipen en te vliegen tegelijk.

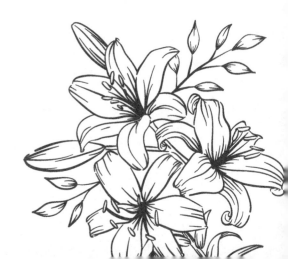

Mijn nota's

Wat zijn jouw gedachten bij het lezen van deze tekst?

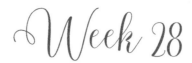

Week 28

De baby is nu zo groot als een aubergine. De baby's ogen kunnen open en dicht, en de wimpers zijn nu goed gevormd.

Rond deze tijd kan je een glucose screening test krijgen om te kijken naar tekenen van zwangerschapsdiabetes.

Je kunt last hebben van rusteloze benen, krampen en rugpijn. Mogelijk had je meer energie in het tweede trimester, maar voel je je nu weer meer vermoeid.

Gevoel

Hoe voelde je je deze week? Kleur de bloem met een kleur van je dominante emotie van deze week. Benoem de emoties die je het meest hebt ervaren deze week.

_____   _____

_____   _____

Hoe voel je je nu je het derde trimester ingaat?

_____

_____

_____

_____

_____

_____

Aanvullende schrijfprompts

Inspiratie:

- Zijn er bepaalde dingen die je mist sinds je zwanger bent?
- Hoe hebben je relaties zich tijdens je zwangerschap ontwikkeld?
- Hoe ga je om met de fysieke veranderingen en ongemakken van de zwangerschap?
- Hoe bereid je je mentaal voor op de bevalling?
- Wat voor soort moeder hoop je te worden?

Babyborrel

Een babyborrel of kraamfeest biedt de perfecte gelegenheid voor quality time met je dierbaren en het vieren van de geboorte van je kindje. Maar waar moet je beginnen met het organiseren van zo'n feestje? Met deze gids zetten we de belangrijkste punten voor het plannen van een geslaagde babyborrel op een rij. Van timing tot gastenlijst, locatie, catering en activiteiten: met deze tips in je achterzak lukt het vast een onvergetelijk feestje neer te zetten.

TIJDSTIP

Allereerst is het belangrijk om een geschikt moment te kiezen voor je babyborrel. Heel wat ouders geven de voorkeur aan een borrel een paar weken na de geboorte. Op die manier hebben ze de eerste drukke dagen met de pasgeborene gehad en kunnen ze wat meer van de quality time met gasten genieten. Bovendien hebben ze dan ook al een routine opgebouwd met de kleine spruit.

Hou er wel rekening mee dat de eerste weken na de geboorte erg vermoeiend kunnen zijn. Plan daarom je feestje niet te vroeg, maar geef jezelf ook genoeg tijd om bij te komen van de bevalling. Een goed moment is vaak rond de 3 à 4 weken na de geboorte. Zo kan iedereen kennismaken met de baby wanneer die al wat meer een eigen ritme heeft.

Qua tijdstip kun je het beste mikken op een moment dat voor de meeste gasten schikt en je baby waarschijnlijk rustig en ontspannen is. Een zaterdag- of zondagmiddag is daarom een populaire keuze. Zo kunnen zowel werkende als niet-werkende gasten langskomen.

Ook de duur van je babyborrel is belangrijk om vooraf vast te leggen. Meerdere uurtjes is gezellig, maar houd het vooral ook werkbaar voor jezelf. Een borrel van 2 à 3 uurtjes is meestal ideaal. Zo heb je voldoende tijd om bij te praten met je gasten, zonder compleet uitgeput te raken.

WIE NODIG JE UIT?

Natuurlijk wil je de geboorte van je kindje vieren met je dierbaren. Maar hoe bepaal je de gastenlijst voor je babyborrel?

Begin met het uitnodigen van je naaste familie: denk aan grootouders, ooms en tantes, neven en nichten. Vergeet ook je beste vrienden niet, zij hebben de zwangerschap van nabij meegemaakt. Leuke buren of andere kennissen uit je buurt zijn ook prima gasten om te betrekken.

Wil je collega's uitnodigen? Dat kan zeker, maar beperk het dan tot de naaste, met wie je een persoonlijke band hebt. Een babyborrel met de hele afdeling wordt snel te massaal. Hou het gezellig en kleinschalig.

Wil je andere kersverse ouders of ouders met jonge kinderen erbij? Zeker een aanrader! Zij staan voor dezelfde uitdagingen en kunnen waardevolle ervaringstips geven.

Verstuur de uitnodigingen ruim op tijd, minstens 3 tot 4 weken vooraf. Vermeld in de uitnodiging in ieder geval:
- Je eigen gegevens als gastvrouw/heer
- Datum, begin- en eindtijdstip
- Locatie + routebeschrijving
- Eventuele bijzonderheden zoals dresscode of parkeergelegenheid
- Je voorkeur qua cadeautjes (of vermeld dat dit niet nodig is)
- Je contactgegevens voor vragen

Zo zijn je gasten helemaal op de hoogte van de praktische details van je babyborrel.

KIES DE LOCATIE
De locatie van je babyborrel moet zowel voor de baby als de gasten geschikt zijn. Hier zijn een aantal opties om over na te denken:

Thuis
Je eigen woning is vaak de meest voor de hand liggende en betaalbare optie. Zeker als je baby het liefst in zijn of haar eigen, vertrouwde omgeving is. Zorg wel dat je genoeg ruimte hebt en dat geluiden van de drukke borrel je baby niet wakker houden.

Tuin
Als het weer het toelaat, is je tuin een heerlijke plek voor een zomerse babyborrel. Zet een partytent neer in geval van felle zon of een regenbui.

Gehuurde locatie
Wil je wat meer ruimte en faciliteiten, overweeg dan een locatie te huren, zoals:
- Buurthuis of lokaal dienstencentrum
- Café of restaurant met aparte ruimte
- Bed & breakfast met gastenverblijf
- Zaaltje via lokale horeca
Informeer tijdig naar de beschikbaarheid en prijzen.

Hou bij de locatiekeuze in ieder geval rekening met:
- Voldoende ruimte voor alle gasten om te zitten en rond te lopen
- Gelegenheid om de baby te verschonen of te voeden
- Plek om de kinderwagen te plaatsen
- Eventueel een aparte rustige ruimte waar de baby kan slapen

Zo creëer je de ideale omgeving voor zowel de baby als jouw gasten om optimaal van de borrel te genieten!

DECORATIES EN THEMA

Met de juiste decoraties en inrichting geef je je babyborrel meteen een feestelijke twist. Hou het luchtig en vrolijk met bijvoorbeeld:
- Ballonnen in blauw/roze of andere kleur met de naam erop
- Vlaggetjeslijnen
- Een banner met "Welkom <naam>"
- Slingers in vrolijke kleuren
- Bloemen en planten voor een verwelkomend effect

Thema's zijn ook leuk om mee te spelen. Bijvoorbeeld:
Circus - Hang ballonnen op als circusattributen, print clownsneuzen uit voor de gasten, etc.
Dierentuin – Plaats overal stoere dierenknuffels, maak cupcakes met dierengezichtjes, etc.
Boerderij – Gebruik hooibalen en tractorbanden als decoratie, serveer 'boerderij'-snacks, etc.

Wees creatief en kies een thema dat bij jou en je kindje past. Heb je al kindjes? Dan kun je hen hierbij betrekken en wordt het een waar gezinsfeest!

Hou het vooral ook haalbaar qua inspanning. Het hoeft echt geen uitbundig versierd feest te worden.

Zorg er in ieder geval voor dat de ruimte kindvriendelijk en veilig is. Dus geen kleine voorwerpen of scherpe hoeken waar aanwezige kinderen zich aan kunnen bezeren. En versier vooral op hoogte, buiten handbereik van kleintjes. Zo geniet je optimaal van een mooi aangeklede babyborrel, zonder zorgen.

CATERING

Bij een geslaagd feestje hoort natuurlijk ook lekker eten en drinken. Lekkere hapjes en drankjes zorgen voor een gezellige sfeer. Hou het bij een babyborrel vooral simpel, met kleine gerechtjes die makkelijk te eten zijn terwijl je de baby vasthoudt.

Fingerfood en snacks

- Sandwiches, wraps en bruschetta's
- Koude hapjes zoals toastjes en crostini's
- Groente sticks met dipsausjes
- Platbrood met hummus en groenten
- Fruitspiesjes
- Zoute koekjes, noten en popcorn

Drankjes

- Frisdranken, sappen en water
- Koffie & thee
- Wijn, cava en bier
- Virgin cocktails zonder alcohol

Voor de kleintjes zijn kleine porties van de hapjes ideaal, of serveer speciaal wat babygebak, pannenkoeken en fruitsnacks voor hen. Zo geniet iedereen - groot en klein - van de lekkernijen.

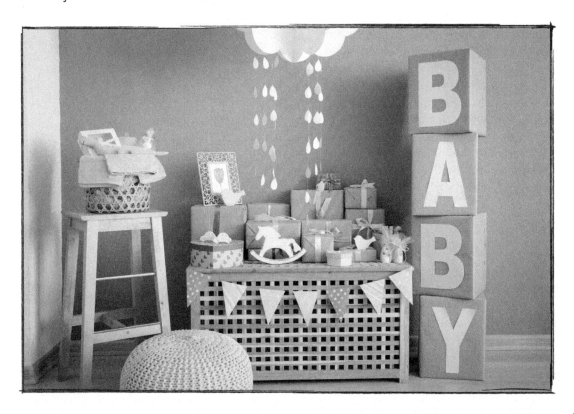

GESCHENKEN

Ben je benieuwd wat je gasten je cadeau zullen doen ter ere van de geboorte? Of vind je geschenken helemaal niet nodig voor je baby die toch al alles heeft? Wat je voorkeur hierin ook is, vermeld dit duidelijk op je uitnodiging zodat er geen onduidelijkheid ontstaat. Je kunt bijvoorbeeld aangeven dat gasten alleen zichzelf hoeven mee te nemen of dat een kleine attentie voor de baby van harte welkom is.

PRAKTISCHE TIPS

Tot slot nog enkele praktische zaken om op te letten bij het organiseren van je babyborrel:

- Stem af met je partner of familie zodat een van jullie de baby kan verschonen en verzorgen, terwijl de ander de gasten vermaakt.
- Zorg dat je genoeg luiers en andere benodigdheden voor de kleine in huis hebt.
- Leg je baby op tijd in bed voor zijn/haar middagdutje, zodat hij/zij uitgerust de drukke middag kan starten.
- Heb je een babyfoon zodat je je baby kan horen als die wakker wordt?

Met deze tips verloopt je babyborrel soepel en kun jij als kersverse ouder(s) óók optimaal genieten van het samenzijn. Want jij bent natuurlijk de echte ster van het feestje!

CONCLUSIE

De geboorte van je kindje vieren met een babyborrel is een unieke ervaring. Het geeft je quality time met dierbaren en de kans om je pasgeboren spruit aan iedereen te laten zien. Door rekening te houden met de timing, gastenlijst, locatie, catering en activiteiten kun je een onvergetelijk feestje neerzetten. Wees creatief, maar hou het vooral haalbaar en passend bij jouw wensen. Zo wordt de babyborrel een waardevolle herinnering voor jullie als ouders en alle gasten.

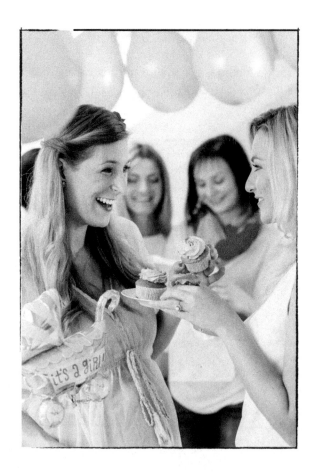

Geniet van alle mooie momenten rondom de geboorte van je kindje. En probeer als kersverse ouders vooral ook tijd voor jezelf in te plannen. Laat anderen je helpen met de voorbereidingen van de borrel. Jij verdient alle rust en quality time met je baby!

Mijn nota's

Wat zijn jouw gedachten bij het lezen van deze tekst?

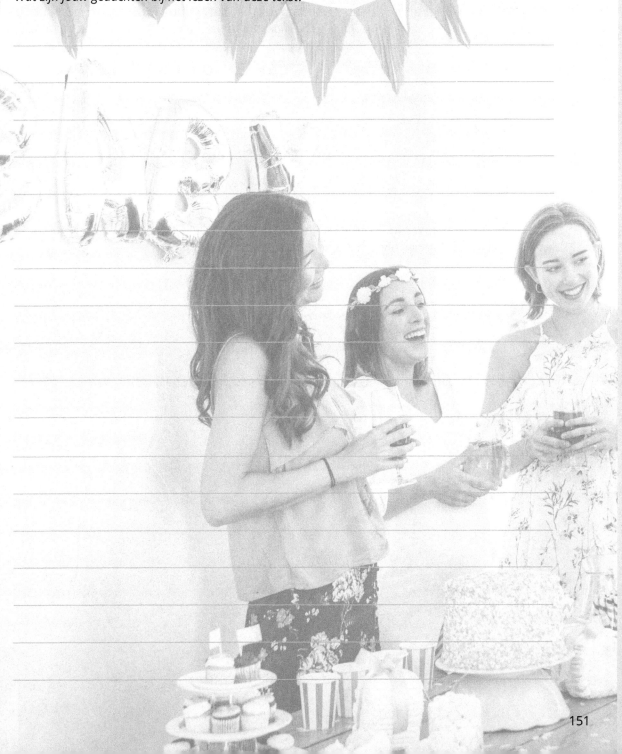

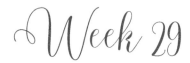

Week 29

De baby is nu zo groot als een butternut pompoen. De baby's spieren en longen blijven zich ontwikkelen, en het hoofd groeit om plaats te maken voor de zich ontwikkelende hersenen.

Dit is een goed moment om je geboorteplan te bespreken met je zorgverlener.

Je navel kan naar buiten duwen als gevolg van je groeiende baarmoeder. Je kan last hebben van slapeloosheid.

Gevoel

Hoe voelde je je deze week? Kleur de bloem met een kleur van je dominante emotie van deze week. Benoem de emoties die je het meest hebt ervaren deze week.

Wat voor soort voorbereidingen ben je aan het treffen voor de bevalling?

Aanvullende schrijfprompts

Inspiratie:

- Hoe voel je je over het naderende moederschap?
- Wat zijn je gedachten over de bevalling?
- Wat zijn enkele manieren waarop je je verbindt met je baby?
- Wat zijn je verwachtingen voor de komende weken?
- Hoe blijf je actief en gezond tijdens deze laatste weken van de zwangerschap?

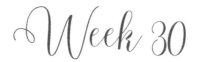

Week 30

De baby is nu zo groot als een krop sla. De baby kan nu bultjes en kneuzingen krijgen als hij of zij zich tegen de baarmoederwand stoot.

Vanaf nu zal je zorgverlener je waarschijnlijk willen zien voor wekelijkse controles.

Je kunt last krijgen van zwelling in je enkels, voeten en handen. Je kan ook meer kortademigheid en maagzuur ervaren.

Gevoel

Hoe voelde je je deze week? Kleur de bloem met een kleur van je dominante emotie van deze week. Benoem de emoties die je het meest hebt ervaren deze week.

Hoe ga je om met de fysieke ongemakken van de late zwangerschap?

Aanvullende schrijfprompts

Inspiratie:

- Wat zijn enkele van de verrassende aspecten van de zwangerschap?
- Hoe blijf je gemotiveerd en positief tijdens deze laatste weken?
- Wat zijn enkele manieren waarop je je lichaam verzorgt tijdens de zwangerschap?
- Wat zijn enkele van je favoriete momenten van de dag met je baby in je buik?
- Hoe bereid je je voor op de veranderingen die de baby met zich mee zal brengen?

Jouw bevalling, jouw keuze. Een gids voor het geboorteplan

De geboorte van een kind is een van de meest ingrijpende en prachtige momenten in het leven. Het is een ervaring die zo persoonlijk en uniek is als jij zelf. Maar hoe zorg je ervoor dat jouw bevalling zo goed mogelijk aansluit bij jouw wensen en verwachtingen? Dat begint met het voorbereiden van een geboorteplan.

In dit stukje richten we ons daar op. Een geboorteplan is niet alleen een document waarin jouw wensen en voorkeuren zijn vastgelegd. Het is ook een essentieel hulpmiddel om met kennis van zaken beslissingen te nemen over verschillende aspecten van de bevalling. Dit gaat niet zonder het essentiële overleg met een professioneel zorgverlener. Jouw verloskundige, gynaecoloog, of andere zorgverleners hebben de expertise en ervaring om je te begeleiden in het maken van keuzes die passen bij jou en je baby.

Dit artikel biedt een overzicht van de belangrijkste beslissingen die je kunt tegenkomen bij het opstellen van een geboorteplan. Van het kiezen van de bevallingslocatie tot beslissingen over pijnbestrijding, we zullen de mogelijkheden, voor- en nadelen van elke keuze bespreken. Ons doel is om je te voorzien van informatie en inzicht, zodat je weloverwogen beslissingen kunt nemen in overleg met je zorgverlener.

Of je nu een eerste keer moeder wordt of al ervaring hebt, dit artikel dient als jouw gids voor het navigeren door de keuzes die je geboorteplan vorm zullen geven.

BESLISSEN WAAR TE BEVALLEN

Een van de belangrijkste beslissingen bij het opstellen van een geboorteplan is de locatie van de bevalling. Er zijn verschillende opties beschikbaar, en elk heeft zijn eigen voor- en nadelen. Jouw persoonlijke situatie, wensen, en het advies van je zorgverlener zullen een belangrijke rol spelen bij het maken van deze keuze.

Thuisbevalling

Een thuisbevalling betekent dat je bevalt in je eigen vertrouwde omgeving, met de begeleiding van een verloskundige.

Voordelen:
- Vertrouwde omgeving.
- Meer controle over de sfeer en aanwezigen.
- Mogelijk meer persoonlijke en intieme ervaring.

Nadelen:
- Beperkte toegang tot medische interventies.
- Niet geschikt voor sommige medische situaties.
- Mogelijke onvoorziene transfer naar het ziekenhuis.

Ziekenhuisbevalling

Een ziekenhuisbevalling vindt plaats in een medische setting, waarbij toegang tot alle benodigde medische zorg aanwezig is.

Voordelen:
- Directe toegang tot medische zorg en interventies.
- Geschikt voor risicovolle zwangerschappen.
- Professioneel medisch team aanwezig.

Nadelen:
- Minder persoonlijke omgeving.
- Minder controle over de sfeer en aanwezigen.
- Mogelijke medische interventies die niet in lijn zijn met je wensen.

Geboortecentrum

Een geboortecentrum is een tussenoptie die een huiselijke sfeer combineert met toegang tot sommige medische voorzieningen.

Voordelen:
- Meer huiselijke en persoonlijke sfeer dan het ziekenhuis.
- Enige toegang tot medische zorg.
- Professionele begeleiding door verloskundigen.

Nadelen:
- Beperktere toegang tot medische interventies dan het ziekenhuis.
- Mogelijke transfer naar het ziekenhuis indien nodig.
- Mogelijk niet geschikt voor alle medische situaties.

Overleg met zorgverlener: Hoe de beste keuze maken

Het kiezen van de juiste locatie voor jouw bevalling is een persoonlijke en ingrijpende beslissing. Overleg met je zorgverlener is essentieel om te begrijpen wat het beste past bij jouw gezondheid, risicoprofiel, en persoonlijke wensen. Jouw zorgverlener kan je informeren over de mogelijkheden, risico's, en voordelen van elke optie, en je helpen om een keuze te maken die jouw ervaring met de bevalling zo positief mogelijk maakt.

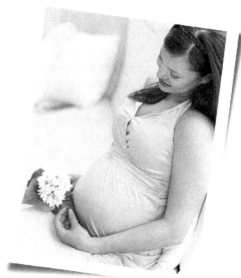

HOE TE BEVALLEN (BEVALLINGSPOSITITIES)

Bij het voorbereiden van je geboorteplan is het ook nuttig om na te denken over de bevallingsposities die je wilt proberen. De positie waarin je bevalt, kan invloed hebben op je comfort, de voortgang van de bevalling, en de manier waarop je de pijn ervaart. Hier zijn enkele van de meest voorkomende posities, samen met hun voor- en nadelen.

Liggend op de rug

Dit is een traditionele positie waarbij je ligt met je rug op het bed en je benen omhoog en gebogen.

Voordelen:
- Gemakkelijke toegang voor de zorgverlener om je te onderzoeken.
- Vaak gebruikt en vertrouwd voor veel zorgverleners.

Nadelen:
- Kan de zwaartekracht tegenwerken en de bevalling vertragen.
- Mogelijk oncomfortabel of pijnlijk voor sommige vrouwen.

Op handen en knieën

Deze positie houdt in dat je op je handen en knieën zit.

Voordelen:
- Kan helpen de baby in een gunstige positie te krijgen.
- Vermindert de druk op het perineum en kan de kans op scheuren verminderen.

Nadelen:
- Kan vermoeiend zijn om gedurende langere tijd vol te houden.
- Niet altijd praktisch in een ziekenhuisomgeving.

In bad

Bevallen in een warm bad of onder de douche.

Voordelen:
- Warm water kan ontspannend werken en de pijn verlichten.
- Meer bewegingsvrijheid en comfort.

Nadelen:
- Niet altijd mogelijk, afhankelijk van de locatie en medische situatie.
- Kan het voor de zorgverlener moeilijker maken om toezicht te houden en in te grijpen indien nodig.

De rol van de zorgverlener bij het kiezen van de juiste positie

Het bespreken van bevallingsposities met je zorgverlener is cruciaal bij het maken van de beste keuze voor jou. Ze kunnen je begeleiden bij het begrijpen van de voor- en nadelen van elke positie en je helpen een keuze te maken die bij jouw lichaam en bevalling past. Het is ook belangrijk om flexibel te zijn, aangezien de ideale positie kan veranderen naargelang de bevalling vordert.

De juiste bevallingspositie is persoonlijk en uniek voor elke vrouw. Door je wensen te bespreken en open te staan voor de expertise van je zorgverlener, kun je een plan maken dat jou in staat stelt om een positieve en krachtige bevallingservaring te hebben.

PIJNBESTRIJDING

Pijnbestrijding is een belangrijk onderdeel van het geboorteplan en iets waar veel aanstaande moeders over nadenken. Er zijn verschillende methoden om met de pijn van de bevalling om te gaan, elk met zijn eigen voor- en nadelen. Hieronder bespreken we enkele van de meest voorkomende benaderingen.

Ademhalingsoefeningen

Gecontroleerde en gefocuste ademhalingstechnieken die helpen om de pijn te beheersen.

Voordelen:
- Geen medicatie nodig.
- Kan overal en op elk moment worden toegepast.

Nadelen:
- Vereist oefening en concentratie.
- Wellicht niet voldoende voor ernstige pijn.

Massage

Het gebruik van massage om spanning te verlichten en comfort te bieden.

Voordelen:
- Helpt bij ontspanning.
- Bevordert een gevoel van welzijn en verbinding met de partner.

Nadelen:
- Niet altijd praktisch tijdens de bevalling.
- Kan onvoldoende zijn voor ernstige pijn.

Medicatie
Het gebruik van pijnstillers zoals lachgas of morfine.

Voordelen:
- Effectief in het verminderen van pijn.
- Kan worden aangepast aan de behoeften van de moeder.

Nadelen:
- Mogelijke bijwerkingen voor moeder en baby.
- Kan invloed hebben op de mogelijkheid om te bewegen of te douchen.

Epidurale anesthesie
Een injectie in de rug die het onderlichaam verdooft.

Voordelen:
- Zeer effectief in het elimineren van pijn.
- De moeder blijft bij bewustzijn en alert.

Nadelen:
- Mogelijke bijwerkingen zoals hoofdpijn of bloeddrukveranderingen.
- Beperkt de bewegingsvrijheid.

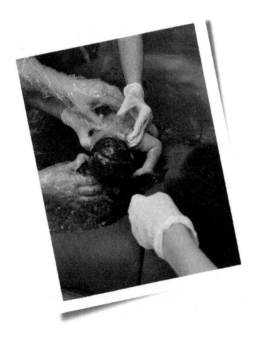

Overleg met zorgverlener: Welke optie past het beste bij jou?
Elke methode voor pijnbestrijding heeft zijn eigen kenmerken, en wat voor de ene vrouw werkt, is misschien niet geschikt voor de andere. Het bespreken van je opties met je zorgverlener kan je helpen om de methode te kiezen die het beste bij jouw wensen, pijntolerantie, en de unieke omstandigheden van je bevalling past. Je kunt ook overwegen om meerdere methoden in je geboorteplan op te nemen, zodat je flexibel kunt blijven naargelang de situatie zich ontwikkelt.

Het belangrijkste is dat je een pijnbestrijdingsmethode kiest waarbij je je comfortabel voelt, en dat je openstaat voor veranderingen als dat nodig blijkt tijdens de bevalling.

OMGAAN MET EVENTUELE COMPLICATIES

Hoewel elke aanstaande moeder hoopt op een vlotte en ongecompliceerde bevalling, is het verstandig om na te denken over hoe je wilt omgaan met eventuele complicaties. Hieronder worden enkele mogelijke interventies en hun voor- en nadelen besproken.

Keizersnede

Een chirurgische procedure waarbij de baby via een incisie in de buik wordt geboren.

Voordelen:
- Kan levensreddend zijn bij bepaalde complicaties.
- De pijn wordt gecontroleerd met anesthesie.

Nadelen:
- Langere herstelperiode vergeleken met een vaginale bevalling.
- Mogelijke chirurgische risico's en littekens.

Vacuümpomp

Een apparaat dat op het hoofd van de baby wordt geplaatst om de geboorte te helpen.

Voordelen:
- Kan helpen als de bevalling niet vordert en de baby in nood is.
- Minder invasief dan een keizersnede.

Nadelen:
- Mogelijke verwondingen aan de hoofdhuid van de baby.
- Kan stressvol zijn voor de moeder.

Forceps (verlostang)

Een instrument dat lijkt op twee grote lepels om de baby te helpen geboren worden.

Voordelen:
- Kan nuttig zijn bij bepaalde positioneringsproblemen van de baby.
- Minder invasief dan een keizersnede.

Nadelen:
- Mogelijke verwondingen aan de baby of moeder.
- Kan oncomfortabel of pijnlijk zijn.

Het belang van een back-up plan en overleg met de zorgverlener

Complicaties tijdens de bevalling kunnen snel en onverwacht optreden. Hoewel je misschien een duidelijk idee hebt van hoe je je bevalling wilt laten verlopen, is het belangrijk om ook een back-up plan te hebben. Bespreek met je zorgverlener wat de protocollen zijn voor verschillende soorten complicaties en wat je voorkeuren zijn in deze situaties.

Het is ook van essentieel belang om te vertrouwen op het oordeel van je zorgverlener. Hoewel je wensen belangrijk zijn, staat de gezondheid en veiligheid van jou en je baby voorop. Wees open en flexibel, en zorg ervoor dat je vragen stelt als je iets niet begrijpt.

WENSEN NA DE BEVALLING

Na de bevalling zijn er specifieke wensen en voorkeuren die je kunt hebben. Dit deel helpt je te begrijpen wat deze wensen kunnen zijn en hoe je ze kunt bespreken met je zorgverlener.

Huid-op-huidcontact

Direct na de geboorte je baby op je borst leggen om binding te bevorderen.

Voordelen:
- Verbetert de binding.
- Helpt bij borstvoeding.
- Stabiliseert de temperatuur van de baby.

Nadelen:
- Soms niet mogelijk bij complicaties.

Borstvoeding

Het voeden van de baby met moedermelk direct na de bevalling.

Voordelen:
- Biedt voeding.
- Versterkt de band tussen moeder en kind.

Nadelen:
- Kan uitdagend zijn, vooral in het begin.

Navelstrengbloed opvangen

Het bewaren van bloed uit de navelstreng, rijk aan stamcellen, voor mogelijke toekomstige medische doeleinden.

Voordelen:
- Potentieel nuttig voor behandelingen in de toekomst.

Nadelen:
- Kan kostbaar zijn, niet altijd mogelijk.

HET BESPREKEN VAN DEZE WENSEN MET DE ZORGVERLENER

Je zorgverlener kan je helpen de beste keuzes te maken op basis van jouw unieke situatie. Open communicatie zorgt ervoor dat je wensen worden gehoord en gerespecteerd.

Deze beslissingen zijn persoonlijk en vereisen zorgvuldige overweging. Overleg met je zorgverlener zal je helpen een geïnformeerde keuze te maken die past bij jouw waarden en behoeften.

HET BELANG VAN FLEXIBILITEIT

Bevallingen zijn complex en kunnen onvoorspelbaar zijn. Ondanks je beste plannen, kunnen er onverwachte situaties ontstaan die aanpassingen aan je geboorteplan vereisen.

Accepteren dat bevallingen onvoorspelbaar zijn

Hoe zorgvuldig je ook je bevalling plant, het onverwachte kan altijd gebeuren. Het accepteren van deze onvoorspelbaarheid helpt je om realistische verwachtingen te hebben en je voor te bereiden op alle mogelijkheden.

Wanneer dingen niet verlopen zoals je had gehoopt, kan dat teleurstellend zijn. Maar het is belangrijk om te erkennen dat er factoren zijn die buiten je controle liggen. Probeer kleinere zaken in perspectief te plaatsen en te focussen op wat werkelijk belangrijk is: de gezondheid en het welzijn van jou en je baby.

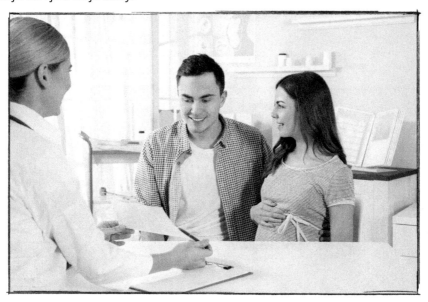

Hoe flexibel te blijven en open te staan voor veranderingen

Om flexibel te blijven en open te staan voor veranderingen, is het belangrijk dat je bereid bent tot aanpassingen, altijd in nauw overleg met je zorgverlener.

Deze benadering vergroot de kans op een soepele bevalling, doordat je meer adaptief en responsief kunt zijn ten opzichte van de unieke omstandigheden die zich tijdens de bevalling kunnen voordoen.

Hoewel het vele voordelen biedt, kan deze flexibiliteit emotioneel uitdagend zijn. Het loslaten van vastomlijnde verwachtingen en het aanvaarden van onverwachte wendingen vraagt om een zekere veerkracht en vertrouwen in het proces en de betrokken zorgprofessionals.

Het erkennen en omarmen van de noodzaak om flexibel te zijn, kan je bevalling minder stressvol maken en je helpen je aan te passen aan de unieke behoeften van jouw situatie.

CONCLUSIE

Dit deel heeft de essentiële overwegingen onderzocht die je moet maken bij het voorbereiden van je geboorteplan. Van het kiezen van de bevallingsplaats tot het omgaan met onverwachte complicaties, het is belangrijk om geïnformeerde beslissingen te nemen die passen bij jouw wensen en behoeften.

Herinner jezelf eraan dat een geboorteplan slechts een leidraad is, en dat het belangrijk is om flexibel en open te blijven voor veranderingen. Werk nauw samen met je zorgverlener om te zorgen dat je plan in lijn is met de beste medische praktijken en je persoonlijke waarden.

Met zorgvuldige planning, open communicatie en een bereidheid om je aan te passen, ben je goed op weg naar een bevalling die zo soepel en vreugdevol mogelijk is. Voel je gesterkt om de beste keuzes voor jou en je baby te maken, en wees niet bang om hulp en begeleiding te vragen waar nodig.

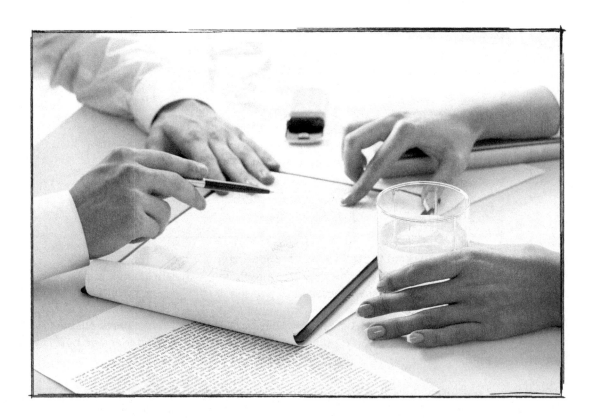

Mijn nota's

Wat zijn jouw gedachten bij het lezen van deze tekst?

Week 31

De baby is nu zo groot als een kokosnoot. De baby's zintuigen zijn nu volledig ontwikkeld en hij of zij kan licht, geluid en zelfs smaak waarnemen.

Geen specifieke mijlpalen deze week, maar je moet regelmatige beweging van de baby blijven voelen.

Je zou kunnen beginnen met "nestelen", een drang om je huis voor te bereiden op de komst van de baby. Je kunt ook meer last hebben van rugpijn en slapeloosheid.

Gevoel

Hoe voelde je je deze week? Kleur de bloem met een kleur van je dominante emotie van deze week. Benoem de emoties die je het meest hebt ervaren deze week.

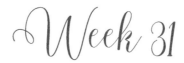

Heb je al nagedacht over je geboorteplan?

Aanvullende schrijfprompts

Inspiratie:

- Welke ondersteuning hoop je te hebben tijdens de bevalling?
- Hoe bereid je je voor op de veranderingen die de baby met zich mee zal brengen?
- Wat hoop je dat je kind van jou zal leren?
- Wat zijn je verwachtingen voor de bevalling?
- Hoe blijf je ontspannen en gefocust tijdens deze laatste weken?

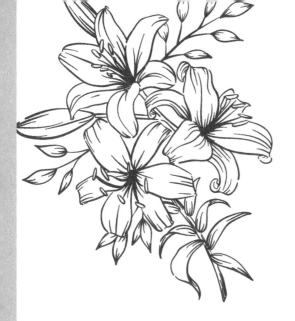

"

Jij en je baby, klaar om elkaar te
ontmoeten, verbonden door hartslagen
en ademhaling.

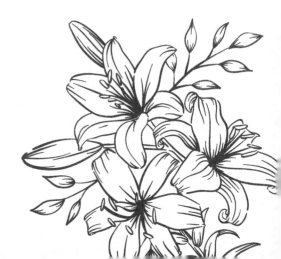

Derde echo

De derde echo, vaak uitgevoerd rond de 30-34 weken van de zwangerschap, wordt aangeduid als de "groeiecho" omdat de primaire focus van deze specifieke echografie de beoordeling van de groei en ontwikkeling van de baby is.

- **Groei van de baby:** De grootte en het gewicht van de baby worden geschat om de groei te volgen.
- **Positie van de baby:** De positie van de baby (hoofd naar beneden, stuitligging, etc.) wordt bepaald.
- **Hoeveelheid vruchtwater:** De hoeveelheid vruchtwater wordt gecontroleerd om ervoor te zorgen dat het binnen de normale grenzen ligt.
- **Placenta:** De plaatsing en rijpheid van de placenta worden geëvalueerd.
- **Bewegingen en gedrag:** Soms kunnen bewegingen en gedrag zoals gapen of duimzuigen worden waargenomen.

Hier kun je een afdruk van je echografie kleven:

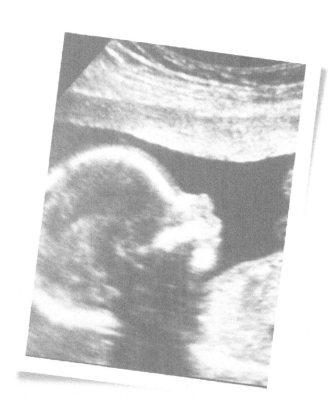

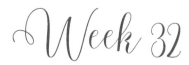

Week 32

De baby is nu tussen de 43 en 46 cm groot en weegt tussen de 1,5 en 2 kg. De baby begint nu in te dalen in het bekken, in voorbereiding op de geboorte. De meeste baby's gaan rond deze tijd liggen met hun hoofdje naar beneden, in wat bekend staat als de vertex-positie. Ze behouden idealiter deze houding tot het moment van de geboorte. Maar vergeet niet: je kleine heeft een eigen willetje en kan besluiten om meerdere keren van positie te wisselen voordat hij geboren wordt.

Je kunt merken dat ademen makkelijker wordt als de baby indaalt, maar je kan ook meer druk voelen op je blaas.

Gevoel

Hoe voelde je je deze week? Kleur de bloem met een kleur van je dominante emotie van deze week. Benoem de emoties die je het meest hebt ervaren deze week.

Hoe bereid je je voor op de eerste dagen met je baby thuis?

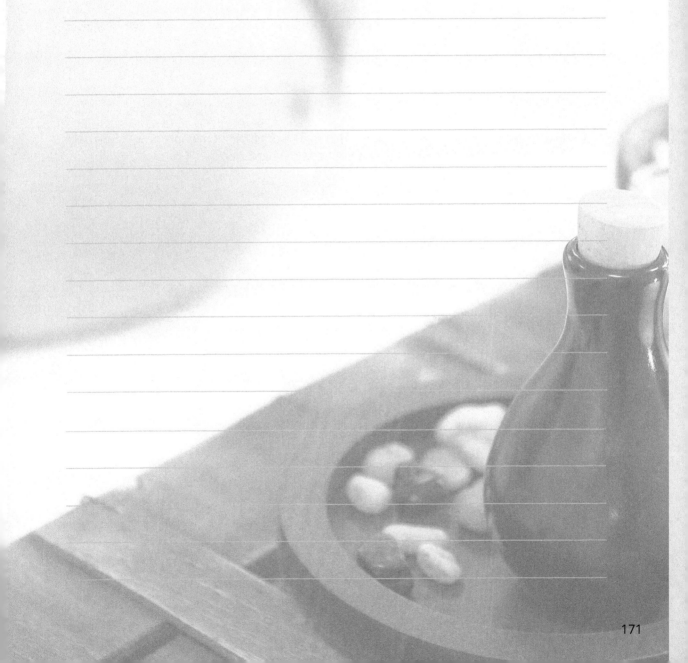

Aanvullende schrijfprompts

Inspiratie:

- Hoe voel je je over het aanstaande ouderschap?
- Hoe heb je de kinderkamer of babyhoek voorbereid?
- Wat zijn enkele van je grootste zorgen of angsten over de bevalling?
- Welke activiteiten of rituelen helpen je om te ontspannen tijdens deze laatste weken?
- Hoe voel je je als je de bewegingen van je baby voelt?

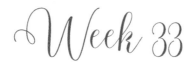

De baby is nu zo groot als een ananas. De baby blijft vet aankomen, wat helpt om de lichaamstemperatuur na de geboorte te reguleren.

Geen specifieke mijlpalen deze week, maar het is een goed moment om de basisprincipes van babyverzorging te leren als je dat nog niet hebt gedaan.

Je kunt last hebben van valse weeën, bekend als Braxton Hicks. Je kan ook merken dat je meer moeite hebt om comfortabel te slapen.

Gevoel

Hoe voelde je je deze week? Kleur de bloem met een kleur van je dominante emotie van deze week. Benoem de emoties die je het meest hebt ervaren deze week.

_____   _____

_____   _____

Hoe voel je je over de komende bevalling?

_____

_____

_____

_____

_____

_____

Aanvullende schrijfprompts

Inspiratie:

- Hoe bereid je je mentaal voor op de bevalling?
- Wat zijn enkele van de meest waardevolle adviezen die je hebt gekregen over de bevalling en het ouderschap?
- Hoe heb je je relatie onderhouden en versterkt tijdens de zwangerschap?
- Hoe blijf je actief en betrokken tijdens deze laatste weken?
- Wat zijn enkele van je favoriete momenten van de dag met je baby in je buik?

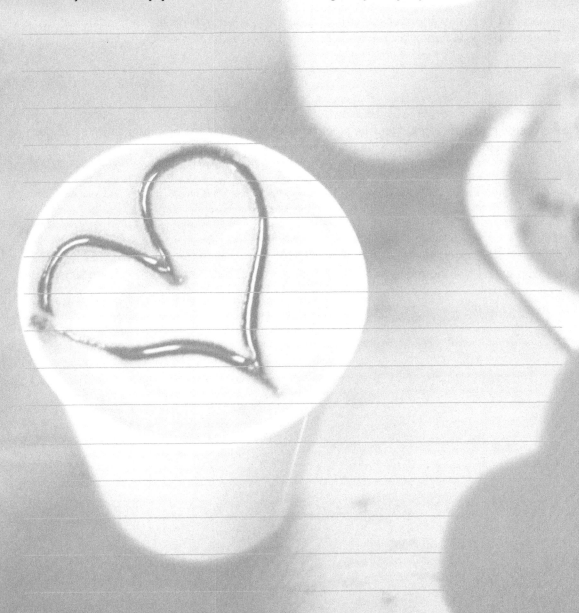

De baby is nu zo groot als een meloen. De baby's longen blijven zich ontwikkelen en hij of zij blijft vet aankomen.

Je zorgverlener kan je beginnen te controleren op tekenen van bevalling.

Je kunt last hebben van meer ongemak en pijn als gevolg van de toenemende druk op je bekken en rug. Je kunt ook last hebben van opgezwollen voeten en enkels.

Gevoel

Hoe voelde je je deze week? Kleur de bloem met een kleur van je dominante emotie van deze week. Benoem de emoties die je het meest hebt ervaren deze week.

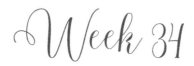

Wat zijn enkele van de meest waardevolle lessen die je tot nu toe hebt geleerd tijdens de zwangerschap?

_____

_____

_____

_____

_____

_____

Aanvullende schrijfprompts

Inspiratie:

- Hoe voel je je over je veranderende lichaam?
- Wat zijn je verwachtingen voor de eerste weken na de geboorte?
- Hoe blijf je actief en fit tijdens deze laatste weken?
- Hoe voel je je als je de bewegingen van je baby voelt?
- Welke ondersteuning hoop je te hebben tijdens de bevalling en daarna?

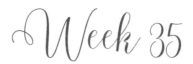

Week 35

De baby is 42 tot 47 cm lang en weegt ongeveer 2,5 kg. De meeste baby's zijn nu in de hoofd-naar-beneden positie, klaar voor de geboorte.

Geen specifieke mijlpalen deze week, maar het is een goed moment om je ziekenhuistas klaar te maken als je dat nog niet hebt gedaan.

Je kan merken dat je vaker moet plassen naarmate de baby druk uitoefent op je blaas. Je kunt ook last krijgen van indigestie en maagzuur.

Gevoel

Hoe voelde je je deze week? Kleur de bloem met een kleur van je dominante emotie van deze week. Benoem de emoties die je het meest hebt ervaren deze week.

Hoe bereid je je voor op de komst van je baby?

Aanvullende schrijfprompts

Inspiratie:

- Hoe voel je je als je de bewegingen van je baby voelt?
- Wat zijn enkele van de meest waardevolle adviezen die je hebt gekregen over de bevalling en het ouderschap?
- Hoe bereid je je voor op de komst van je baby?
- Wat zijn enkele van je favoriete momenten van de dag met je baby in je buik?
- Hoe voel je je over het naderende ouderschap?

Voorbereiding op de bevalling

De laatste maand van de zwangerschap is een tijd van opwinding, anticipatie en, voor velen, een beetje nervositeit. Het is een periode waarin de voorbereidingen voor de komst van je baby in een stroomversnelling raken, en het besef dat de grote dag dichterbij komt steeds duidelijker wordt.

Er is een oud gezegde dat luidt: "de laatste maand is de laatste dag." Dit illustreert het gevoel dat de bevalling elk moment kan beginnen, waardoor de laatste maand voelt alsof het elke dag kan gebeuren. Het onderstreept het belang van voorbereiding en bewustzijn tijdens deze cruciale fase.

Dit artikel zal je gidsen door de essentiële stappen van voorbereiding, van het herkennen van vroege bevallingstekenen tot het inpakken van je ziekenhuistas en het regelen van alles thuis. Laten we beginnen met een belangrijk aspect: het herkennen van de tekenen dat de bevalling nadert.

HERKENNEN VAN VROEGE BEVALLINGSTEKENEN

De tekenen van vroege bevalling kunnen subtiel zijn en variëren van vrouw tot vrouw. Enkele veelvoorkomende tekenen zijn:

- **Voorweeën:** Deze kunnen voelen als een strak trekken van de baarmoeder en zijn vaak een voorbereiding van het lichaam op de bevalling.
- **Veranderingen in het lichaam:** Zoals het indalen van de baby, wat meer druk op het bekken kan geven.
- **Verlies van de slijmprop:** Dit kan een teken zijn dat de baarmoederhals begint te veranderen ter voorbereiding op de bevalling.
- **Toename van Braxton Hicks-contractions:** Deze 'oefenweeën' kunnen frequenter en intenser worden.

WAT TE DOEN ALS JE DEZE TEKENEN ERVAART

1. **Blijf kalm:** Paniek zal de situatie niet helpen. Adem diep in en concentreer je op wat je lichaam je vertelt.
2. **Noteer de tijdstippen:** Als je regelmatige contracties voelt, noteer dan hoe lang ze duren en hoe vaak ze voorkomen.
3. **Neem contact op met je zorgverlener:** Als je denkt dat de bevalling begonnen is of als je je zorgen maakt over de symptomen, aarzel dan niet om je zorgverlener te bellen.
4. **Volg je geboorteplan:** Als je er een hebt, is dit het moment om het in werking te stellen.
5. **Zoek ondersteuning:** Laat een vriend, familielid of partner weten wat er aan de hand is, zodat ze je kunnen ondersteunen.

Herkenning van deze tekenen en weten wat te doen, kan helpen om je zekerder en beter voorbereid te voelen als de grote dag daadwerkelijk aanbreekt. In de volgende delen zullen we dieper ingaan op de praktische voorbereidingen die je kunt treffen.

HET VOORBEREIDEN VAN DE ZIEKENHUISTAS
Wanneer je de tas moet inpakken
De laatste maand van de zwangerschap is een goed moment om je ziekenhuistas klaar te maken. Door dit van tevoren te doen, vermijd je stress en zorg je ervoor dat je alles wat nodig bij hebt als het zover is.

Checklist met essentiële items voor in de ziekenhuistas
- **Identificatie en verzekeringsgegevens:** Je paspoort en eventuele verzekeringspapieren, in het bijzonder wanneer je over een hospitalisatieverzekering beschikt.
- **Kleding:** Comfortabele kleding voor jezelf en de baby.
- **Toiletartikelen:** Tandpasta, tandenborstel, shampoo, enz.
- **Snacks:** Gezonde snacks voor jezelf en je partner.
- **Babybenodigdheden:** Luiers, babydoekjes, flesjes indien nodig.
- **Camera of telefoon met oplader:** Voor het vastleggen van de eerste momenten.
- **Geboorteplan:** Als je er een hebt, neem dit mee.

Aanvullende items die nuttig kunnen zijn, afhankelijk van persoonlijke voorkeuren
- **Eigen kussen:** Voor extra comfort.
- **Entertainment:** Boeken, tijdschriften of een tablet.
- **Massageolie of -gereedschap:** Kan nuttig zijn tijdens de bevalling.
- **Speciale herinneringen of symbolen:** Foto's of voorwerpen die je kracht geven.

THUISREGELINGEN
Afspraken maken met familieleden of vrienden voor zorg voor andere kinderen of huisdieren
Plan vooraf wie er voor je andere kinderen of huisdieren zal zorgen terwijl je in het ziekenhuis bent. Communiceer duidelijk wat nodig is en zorg voor eventuele instructies.

Voorbereiden van maaltijden en huishoudelijke zaken
Overweeg om maaltijden voor te bereiden en in te vriezen, zodat je gezinsleden gemakkelijk kunnen eten terwijl je weg bent. Maak ook een plan voor huishoudelijke taken die moeten worden gedaan.

Eventuele aanpassingen aan de woning om de thuiskomst met de baby gemakkelijker te maken
- **Babykamer:** Zorg dat de babykamer klaar is, alles op zijn plaats.
- **Gemakkelijke toegang:** Zorg dat de belangrijkste babybenodigdheden gemakkelijk bereikbaar zijn in verschillende delen van het huis.

Het voorbereiden van deze zaken kan je rust en zelfvertrouwen geven, wetende dat alles klaar is voor de aankomst van je nieuwe familielid. Elk beetje planning en organisatie kan bijdragen aan een soepelere overgang van zwangerschap naar ouderschap.

COMMUNICATIE MET ZORGVERLENERS

Wanneer en hoe je zorgverlener te informeren als je denkt dat de bevalling begint

Het is belangrijk om te weten wanneer je je zorgverlener moet bellen als je denkt dat de bevalling begint. Dit kan afhangen van de signalen die je ervaart, zoals regelmatige weeën. Het is goed om vooraf met je zorgverlener te bespreken onder welke omstandigheden je moet bellen en welk nummer je moet gebruiken.

Het bespreken van het geboorteplan

Als je een geboorteplan hebt, zorg er dan voor dat je zorgverlener hiervan op de hoogte is. Dit is een document waarin je jouw wensen en verwachtingen voor de bevalling uiteenzet.

Contactgegevens bij de hand hebben

Zorg dat je de telefoonnummers en andere contactgegevens van je zorgverlener, het ziekenhuis en eventuele andere belangrijke personen gemakkelijk kunt vinden.

EMOTIONELE EN MENTALE VOORBEREIDING

Tips voor ontspanning en stressvermindering

De laatste maand van de zwangerschap kan stressvol zijn. Probeer technieken zoals meditatie, diepe ademhaling, of zelfs een prenatale massage om te ontspannen.

Het bespreken van angsten en verwachtingen met een partner of zorgverlener

Het is normaal om zorgen of angsten te hebben over de bevalling. Open communicatie met je partner of zorgverlener kan helpen deze gevoelens aan te pakken.

Eventuele prenatale klassen of steungroepen

Veel vrouwen vinden het nuttig om een bevallingsklas te volgen of zich aan te sluiten bij een steungroep. Dit kan je kennis en vertrouwen vergroten en je de kans geven om vragen te stellen en steun te krijgen van anderen die hetzelfde doormaken.

De voorbereiding op de bevalling gaat verder dan alleen de fysieke aspecten. Het omvat ook het opbouwen van een communicatielijn met je zorgverleners en het omgaan met je emoties en verwachtingen. Door aandacht te besteden aan deze aspecten, zorg je voor een meer gebalanceerde en positieve ervaring als de grote dag aanbreekt.

FINANCIËLE EN ADMINISTRATIEVE ZAKEN

Overzicht van eventuele kosten en verzekeringen
De bevalling en de periode daarna kunnen gepaard gaan met verschillende kosten. Overweeg vooraf een overzicht te maken van verwachte kosten zoals ziekenhuisrekeningen, medische testen en babybenodigdheden. Controleer je verzekeringsdekking en zorg ervoor dat je weet wat gedekt is en wat niet.

Regelen van zwangerschapsverlof en andere werkgerelateerde zaken
Praat met je werkgever over je zwangerschapsverlof en zorg ervoor dat je weet wat je rechten en plichten zijn. Dit is het moment om eventuele tijdelijke aanpassingen in je werkplanning te bespreken, zodat je je comfortabel voelt naarmate de bevalling nadert.

CONCLUSIE
De voorbereiding op de bevalling is een ingrijpend proces dat planning en aandacht voor zowel fysieke als emotionele aspecten vereist. Of het nu gaat om het herkennen van bevallingssignalen of het regelen van financiën, elk onderdeel draagt bij aan een soepele overgang naar het moederschap.

Het is normaal dat niet alles volgens plan verloopt. Blijf flexibel en sta jezelf toe om hulp te vragen wanneer dat nodig is. Je gezondheid en welzijn zijn het belangrijkste, dus aarzel niet om ondersteuning te zoeken.

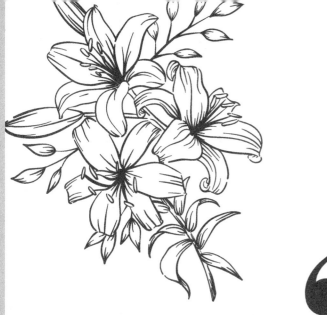

66

Het moment is bijna daar. Elk deel van je is klaar om te verwelkomen, lief te hebben, te koesteren.

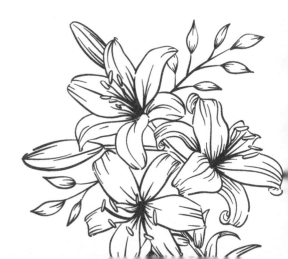

Mijn nota's

Wat zijn jouw gedachten bij het lezen van deze tekst?

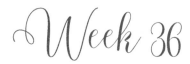

Week 36

De baby is nu zo groot als een groene kool. De baby's huid wordt nu roze in plaats van rood en zachter.

Je zorgverlener kan nu wekelijkse controles uitvoeren en kan controleren op tekenen van bevalling.

Je kunt last krijgen van een zwaar gevoel in je onderbuik als de baby indaalt. Je kunt ook merken dat je vaker moet plassen.

Gevoel

Hoe voelde je je deze week? Kleur de bloem met een kleur van je dominante emotie van deze week. Benoem de emoties die je het meest hebt ervaren deze week.

Hoe reageert je lichaam op deze laatste weken van de zwangerschap?

Aanvullende schrijfprompts

Inspiratie:

- Welke boeken, films, muziek of kunst wil je delen met je kind?
- Wat voor soort wereld hoop je dat je kind zal erven?
- Beschrijf een moment waarop je je echt verbonden voelde met je baby in je buik.
- Hoe heb je je gevoel van eigenwaarde en zelfzorg onderhouden tijdens de zwangerschap?

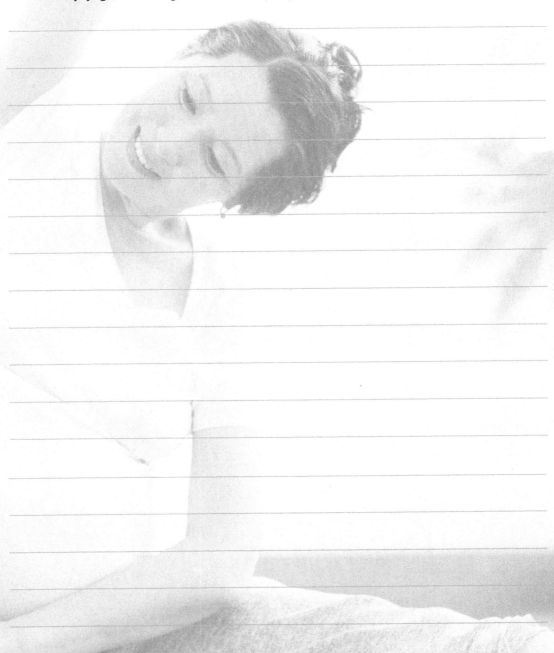

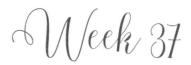

Week 37

De baby is nu tegen de 50 cm en weegt ongeveer 3 kg. De baby is technisch gezien volledig ontwikkeld, maar zal blijven groeien en vet aankomen.

Je bent nu voldragen! Dit betekent dat de baby veilig geboren kan worden op elk moment vanaf nu.

Je kunt last hebben van meer ongemak, indigestie en maagzuur. Je kan ook last hebben van Braxton Hicks-contracties.

Gevoel

Hoe voelde je je deze week? Kleur de bloem met een kleur van je dominante emotie van deze week. Benoem de emoties die je het meest hebt ervaren deze week.

Hoe heb je de band met je partner behouden en versterkt tijdens de zwangerschap?

Aanvullende schrijfprompts

Inspiratie:

- Wat voor soort steun heb je gehad van je partner tijdens de zwangerschap?
- Beschrijf een moment waarop je je echt verbonden voelde met je baby in je buik.
- Hoe voel je je bij het naderen van de bevalling?
- Welke rol speelt spiritualiteit of geloof in je zwangerschap?
- Welke aspecten van het ouderschap verheug je je het meest op?

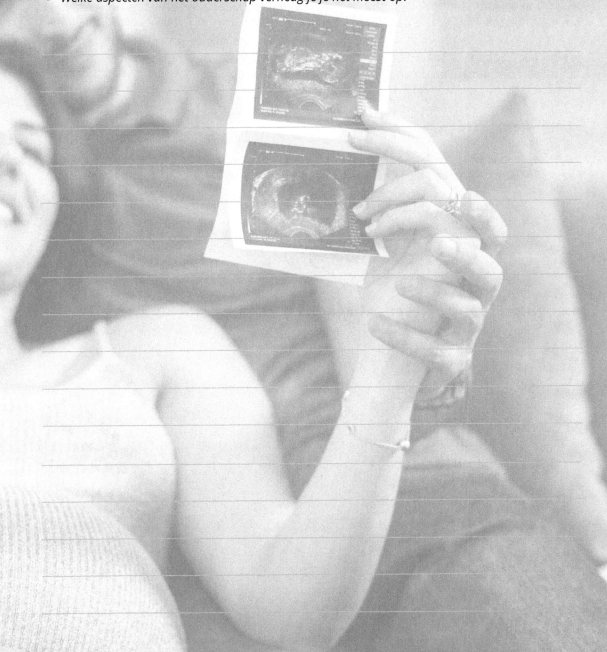

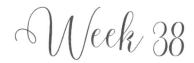

Week 38

De baby is nu zo lang als een staal prei. De baby's organen zijn volledig ontwikkeld en hij of zij blijft vet aankomen.

Je kunt nu elk moment bevallen. Zorg dat je ziekenhuistas klaar staat en dat je een plan hebt om naar het ziekenhuis of de geboortekliniek te gaan.

Je kunt last hebben van meer vermoeidheid en ongemak. Je kan ook merken dat je vaker naar het toilet moet, aangezien de baby druk uitoefent op je blaas.

Gevoel

Hoe voelde je je deze week? Kleur de bloem met een kleur van je dominante emotie van deze week. Benoem de emoties die je het meest hebt ervaren deze week.

_____   _____

_____   _____

Hoe verloopt de communicatie met je zorgverlener in deze laatste weken?

_____

_____

_____

_____

_____

_____

Aanvullende schrijfprompts

Inspiratie:

- Schrijf over een specifiek moment waarop je je enorm gesteund voelde door iemand in je leven.
- Hoe bereid je je voor op de komst van de baby? Is de babykamer al klaar?
- Wat zijn de grappigste of vreemdste zwangerschapsadviezen die je hebt gekregen?

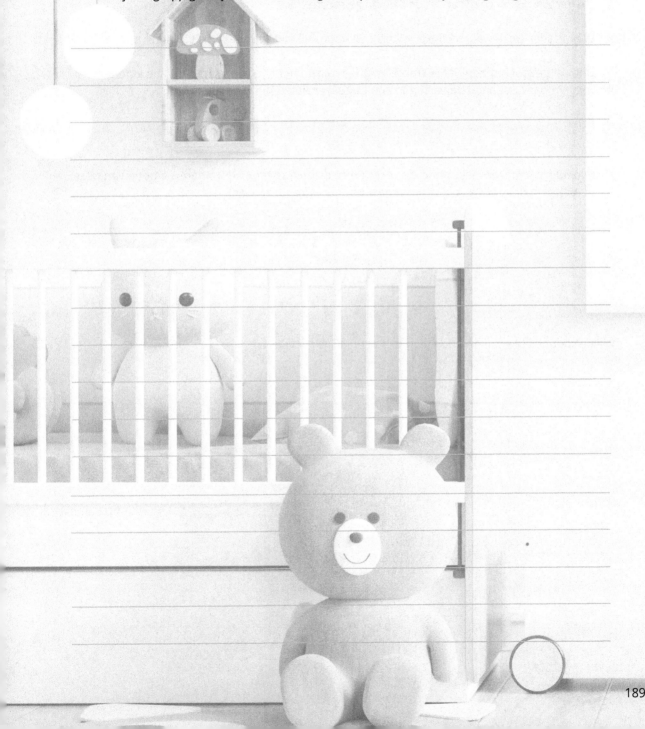

Week 39

De baby is ongeveer zo groot als een watermeloen. Hij of zij heeft waarschijnlijk de volledige lengte bereikt die hij of zij zal hebben bij de geboorte.

Je zorgverlener zal je waarschijnlijk willen zien voor wekelijkse check-ups vanaf dit punt.

Je kunt het gevoel hebben dat je steeds minder ruimte hebt. Je kan merken dat je kind minder beweegt, maar het aantal bewegingen zou ongeveer hetzelfde moeten blijven.

Gevoel

Hoe voelde je je deze week? Kleur de bloem met een kleur van je dominante emotie van deze week. Benoem de emoties die je het meest hebt ervaren deze week.

Welke routines of rituelen hoop je in te stellen als je baby er is?

Aanvullende schrijfprompts

Inspiratie:

- *Schrijf over je laatste momenten van zwangerschap, je gevoelens, je verwachtingen.*
- *Wat voor soort moeder wil je zijn?*

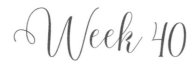

Gefeliciteerd! Je hebt je uitgerekende datum bereikt.

Alle organen zijn klaar om buiten de baarmoeder te functioneren. Aanstaande moeder: Je kunt je ongemakkelijk en ongeduldig voelen. Luister naar je lichaam en rust uit waar nodig.

Slechts een klein percentage van de baby's wordt op hun uitgerekende datum geboren, dus maak je geen zorgen als je baby besluit iets langer te blijven zitten.

Gevoel

Hoe voelde je je deze week? Kleur de bloem met een kleur van je dominante emotie van deze week. Benoem de emoties die je het meest hebt ervaren deze week.

Hoe voel je je bij het bereiken van je uitgerekende datum?

Aanvullende schrijfprompts

Inspiratie:

- Hoe zijn je gevoelens veranderd naarmate je dichter bij de bevalling komt?
- Beschrijf de perfecte eerste dag thuis met je baby.
- Wat voor soort ondersteuningssysteem heb je na de geboorte van de baby?
- Welke tradities wil je doorgeven aan je kind?
- Hoe zou je je zwangerschapsreis tot nu toe beschrijven?

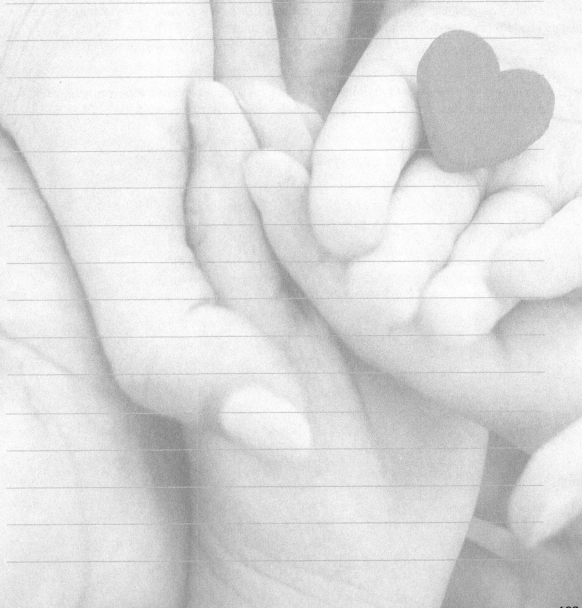

Week 41 & 42

De baby blijft vet aankomen. De baby heeft nu de grootte bereikt die hij zal hebben wanneer hij geboren wordt.

Als je niet vanzelf bent bevallen, kan je zorgverlener aanbevelen om de bevalling in te leiden. De timing hiervan kan variëren afhankelijk van je persoonlijke gezondheid en de gezondheid van je baby.

Je zult waarschijnlijk zeer ongeduldig zijn om te bevallen. Je arts of verloskundige zal de gezondheid van de baby nauwlettend in de gaten houden.

Gevoel

Hoe voelde je je deze week? Kleur de bloem met een kleur van je dominante emotie van deze week. Benoem de emoties die je het meest hebt ervaren deze week.

Wat zijn je gedachten over het eventueel inleiden van de bevalling?

Aanvullende schrijfprompts

Inspiratie:

- Hoe voel je je over het feit dat je baby 'te laat' is?
- Wat wil je dat je baby over jou weet?
- Hoe blijf je geduldig terwijl je wacht op de komst van je baby?
- Wat zijn enkele laatste dingen die je wilt doen voordat de baby arriveert?
- Hoe heb je het voor jezelf comfortabel gemaakt tijdens deze extra wachttijd?

De ongeschreven toekomst: Een nieuw begin

De zwangerschap is een betoverende reis. Je ontdekt nieuwe dingen en ervaart onverwacht geluk. Dat eerste kloppende hartje op de echo! De laatste bewegingen in je buik, zo zacht. Elke stap verkent het nieuwe leven. Er wacht jullie een onbekend pad vol mogelijkheden, vol beloften. De geboorte? Een avontuur dat nog geschreven moet worden.

DE GEBOORTE: EEN WERELD VAN EERSTE KEREN

Wat een stortvloed aan gevoelens bij de geboorte! Overweldigend, ontroerend. Die eerste blik, nat en rozig. Onvergetelijk. Een zachte eerste aanraking, een streling voor de ziel. En de eerste geluiden, die krachtige huil. Pure magie. In deze momenten verdiept de liefde, versterkt de band. Het gaat verder dan woorden.

Dit is nog maar het begin van een levenslang avontuur. Eerste lach. Eerste stap. Eerste woorden. Elke mijlpaal onthult de schoonheid van het leven. Het herinnert aan de kracht van een wezen dat aan een groot avontuur begint.

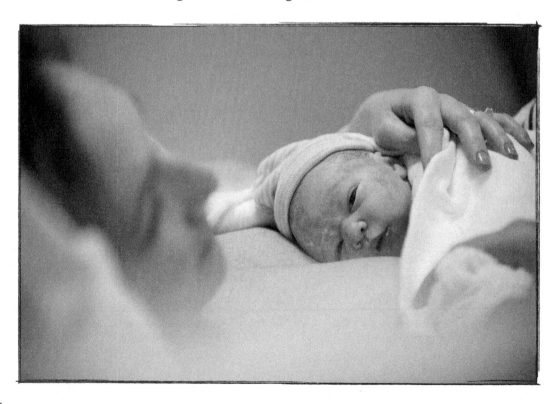

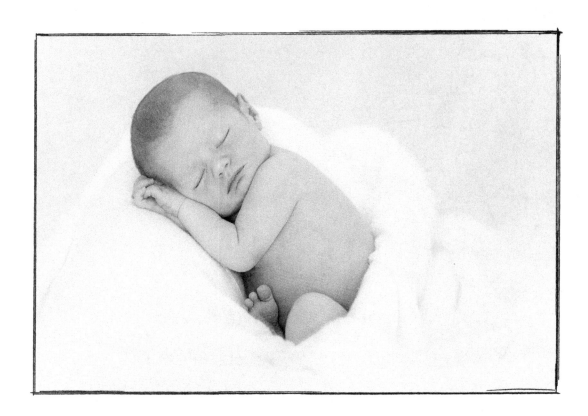

DE REIS DIE VOOR ONS LIGT

De geboorte is nog maar het begin. Wat gaat dit kindje worden? Welke liefdes en successen wachten er? Vragen, vragen, en de antwoorden zijn nog verborgen. Wij, als ouders, dromen en hopen. Maar bovenal beloven we lief te hebben. Onze liefde blijft, altijd.

Deze reis ga je niet alleen aan. Familie, vrienden, iedereen draagt bij. Grootouders delen wijsheid, vrienden beleven samen de vreugden. Liefhebben, delen, begrijpen, vergeven. Dat leert het kind in deze gemeenschap. We moeten een veilige, liefdevolle omgeving creëren. Een plek voor vragen, voor verschillen, voor falen. Waar liefde de taal is.

De toekomst is een mysterie. Een canvas dat wacht. We omarmen de onzekerheid. We groeien, ontdekken, komen dichter bij elkaar. De geboorte begint een pad naar het onbekende. Een avontuur, een gemeenschap, een toekomst. Laten we met hoop en liefde deze toekomst tegemoet treden. Want we houden niet alleen ons kind vast, maar ook de belofte van een wereld vol mogelijkheden.

BRIEF AAN MIJN BABY

Schrijf nu een brief aan je baby. Neem een pen. Vind een rustige plek. Schrijf wat je voelt. Deel je wensen, je dromen, je liefde. Laat je woorden een brug zijn, een liefdesverklaring. Een moment dat je altijd zal blijven koesteren.

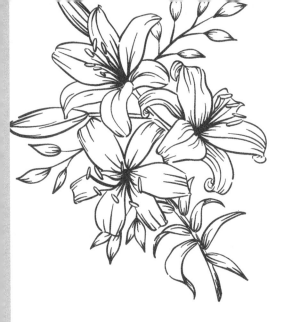

"

*Elke traan van vreugde, elk
gefluisterde woord van liefde, is een
bevestiging van het wonder dat zich
heeft voltrokken. Een wonder dat
begon als een verborgen belofte en nu,
in jouw armen, de wereld ontmoet.*

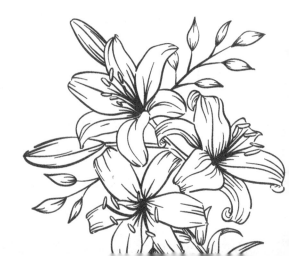

Brief aan mijn baby

Liefste lezer,

We hebben samen een wonderlijke reis ondernomen, van de eerste sprankeling van leven tot de vreugdevolle komst van een nieuw gezinslid. Het pad van zwangerschap is er een van liefde, groei en ontdekking. Maar dit is slechts het begin van een avontuur dat ons hele leven omvat.

Als je genoten hebt van dit dagboek en het gevoel hebt dat het een metgezel is geweest op je eigen reis, nodig ik je uit om samen verder te groeien. Bezoek growasafamily.com voor meer informatie, downloads, inspiratie en steun in het samen groeien en ontwikkelen als gezin.

Jouw feedback is mij dierbaar en helpt dit boek nog waardevoller te maken voor anderen. Laat alsjeblieft een review achter op Amazon.nl. Ik lees elke review en gebruik jouw inzichten om dit boek te verbeteren. Jouw stem kan anderen helpen dit boek te ontdekken, en zo kunnen we samen meer gezinnen bereiken en ondersteunen.

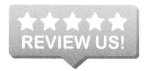

Dank je wel dat je dit pad met mij hebt bewandeld. Moge je reis vervuld zijn van liefde, geluk en eindeloze groei.

Met warme groeten,

Peter

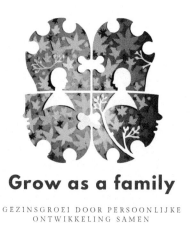

Grow as a family

GEZINSGROEI DOOR PERSOONLIJKE
ONTWIKKELING SAMEN

Websites met nuttige informatie

België

Gezond Zwanger Worden: Deze website biedt informatie over zwanger worden, zwangerschap en bevalling. Het bevat ook links naar andere nuttige websites. https://www.gezondzwangerworden.be

Kind en Gezin: Deze website bevat informatie over gezond eten tijdens de zwangerschap, inclusief vocht, groenten en fruit, graanproducten, melkproducten en calciumverrijkte sojaproducten, vlees, vis, eieren en peulvruchten. https://www.kindengezin.be

VBOV: Dit is de website van de Vlaamse Beroepsorganisatie van Vroedvrouwen. Het bevat nuttige literatuur en links met betrekking tot zwangerschap. https://www.vroedvrouwen.be/

KidsLife: Deze website biedt informatie over wat je moet doen tijdens de beginperiode van je zwangerschap, inclusief het nemen van foliumzuur of extra vitaminen. https://www.kidslife.be/

Nederland

Kenniscentrum Kraamzorg: www.kckz.nl

Zwangerwijzer: Deze Nederlandse website helpt je bij de voorbereiding op je zwangerschap. www.zwangerwijzer.nl

Zwanger nu: Deze website biedt informatie over zwanger zijn. www.zwangernu.nl

De Verloskundige: Deskundige en betrouwbare informatie over jouw zwangerschap en de bevalling. www.deverloskundige.nl

Kinderwensspreekuur: Hier vind je informatie over zwangerschap, bevalling, kraambed en aanverwante onderwerpen. www.kinderwensspreekuur.nl

De geboortezaak: Deze website verzamelt handige tips en adviezen over zwangerschap. www.degeboortezaak.nl

Alles over zwanger: Hier vind je meer informatie over zwangerschap en bevalling. www.allesoverzwanger.nl